G. HARDY



# Moyens d'éviter la Grossesse

(31 figures dans le texte)

> Il n'y a d'autre sauvegarde pour les salariés que dans la restriction des progrès de la population.
>
> On ne peut guère espérer que la moralité fasse des progrès, tant qu'on ne considérera pas les familles nombreuses avec le même mépris que l'ivresse ou tout autre excès corporel.
>
> John-Stuart Mill (*Economie pol.*, t. I).

Prix : 1 fr. 25

PARIS
Chez l'Auteur : 15, rue d'Orsel

Décembre 1908

*A la mémoire de*

GEORGES et CHARLES R. DRYSDALE

*Maîtres néo-malthusiens anglais*

---

A PAUL ROBIN

*Ancien élève de l'Ecole normale supérieure*

*Ancien membre de l'Internationale*

*Ancien directeur de Cempuis*

*Promoteur du mouvement néo-malthusien français.*

> Nous appelons immoralité toute morale qui n'est pas la nôtre. Tous ceux qui apportèrent un peu de bonté nouvelle au monde essuyèrent le mépris des honnêtes gens.
>
> Anatole FRANCE. (*Dialogue sur l'Esprit des Lois*, Revue du XX^e siècle).

Les raisons de publier un tel opuscule sont nombreuses. J'en donne ici quelques-unes, individuelles, familiales, sociales, sans m'embarrasser d'objections surannées que formulent les défenseurs des religions ou les bénéficiaires des régimes sociaux actuels.

On conviendra, sans nul doute, qu'une femme doit être maitresse de son corps. En fait, cependant, sa liberté sexuelle est entravée par les conventions sociales, obstacles moraux et légaux, et par la maternité, obstacle naturel. Elle peut mépriser l'opinion publique, braver les mœurs et les lois : c'est affaire de caractère, de volonté, d'audace. Mais, que son union soit libre ou legale, il lui reste à vaincre l'obstacle le plus important, la conséquence naturelle des relations sexuelles, la maternité. Affaire d'hygiène intime : il faut savoir.

Une femme n'est pas maitresse de son corps qui ne peut choisir le moment où elle sera mère, une femme n'est pas libre qui ignore les procédés anticonceptionnels.

Dès qu'on accepte cet axiome : la femme doit être maîtresse de son corps, on admet cet autre : la femme doit être maîtresse de sa fonction génitrice. Implicitement on reconnait qu'il est utile, moral, humain, d'enseigner aux couples les moyens d'éviter la conception.

Toute la vérité sur la question sexuelle est due à toutes les femmes.

Ce n'est pas parce qu'elles le désirent que la plupart d'entre elles ont trop d'enfants. Victimes de leur ignorance, esclaves de l'amour inconscient et prolifique elles aiment dans la terreur d'être « prises » et subissent, contre leur gré, les tortures de la maternité. L'ignorance, même parée de candeur, est, au point de vue sexuel, une intarissable source de douleurs. Sous quel prétexte, au nom de quel argument nous reprocherait-on de vouloir substituer à l'épouse innocente et niaise, créature soumise et sacrifiée, « oie blanche », la femme instruite des conséquences de son abandon, libre de son acte, responsable de sa maternité ?

Je sais : on craint l'exercice prématuré de la fonction, on a peur de l'abus, on redoute la débauche. Affaire d'éducation, et ce n'est pas nous, certes, qui nous opposerons à la révision du code chrétien de morale sexuelle. Les nobles dames du Faubourg (1), si habiles à l'emploi des procédés d'hygiène, sont-elles moins gracieuses, moins retenues, moins dignes, moins respectables que leurs sœurs des faubourgs, malheureuses encombrées d'enfants, meurtries par les accouchements, atteintes au plus profond de leur être physique et moral ?

L'insanité, c'est le célibat forcé ; le péril c'est l'avortement. Des créatures de santé et de vie, par peur de l'enfant, souffrent jusqu'à la névrose de l'obsession du

---

(1) M. Jacques Bertillon fournit des statistiques qui montrent que la natalité d'un arrondissement de Paris est en raison inverse de son degré d'aisance. L'arrondissement qui comprend les Champs-Elysées a une natalité trois fois moindre que celle de Belleville ou des Buttes-Chaumont. Pour 1,000 femmes de 15 à 50 ans, Ménilmontant donne 116 naissances et les Champs-Elysées 34 naissances.

Il en est de même à Berlin : pour 1,000 femmes de 15 à 50 ans, un quartier très pauvre donne 157 naissances, un quartier riche, 47 naissances.

Egalement à Vienne, à Londres, etc.

On peut en conclure que les couples riches usent, pour éviter la conception, de procédés qu'ils condamnent généralement quand on les enseigne aux pauvres.

désir ; et d'autres, mariées ou non, ayant cédé au besoin le plus naturel, prises au guet-apens de la conception, risquent, pour échapper à la misère, pour y soustraire leur progéniture, ou pour cacher leur « faute », les dangers de l'avortement (1).

N'est-il pas charitable de les sauver de la contrainte hypocrite, des mortifications, des flétrissures, et peut-être de la mort ?

Liberté à celles qui n'éprouvent aucun désir de maternité, qui pour des motifs de coquetterie bien entendue — afin de préserver leur santé, leur beauté, pour prolonger leur jeunesse — se refusent à être génitrices, liberté à toutes, unies légalement ou non, d'aimer sans engendrer, de disjoindre de l'amour les dangers de l'accouchement, les fatigues de la gestation et de l'élevage.

A tout prendre, mieux vaut l'abus d'ailleurs hypothétique de l'amour que les angoisses du célibat obligatoire, que les indicibles souffrances de la fille-mère, que les risques mortels de l'accouchement, que les douleurs et les détresses de la maternité non désirée.

Je n'insiste pas sur les conséquences féministes de la liberté de la maternité. A l'abri des incessantes gros-

---

(1) L'avortement est légalement un crime. Honnêtement et scientifiquement, ça n'en est pas un. Il faut espérer que le bon sens finira par triompher et que l'avortement, effectué par le praticien ou la praticienne habile, dans les meilleures conditions de sécurité et d'hygiène, sera bientôt regardé comme utile, nécessaire, humain, même dans le cas où la femme invoque simplement, sans autre raison, sa volonté d'éviter l'enfant, son bon plaisir de n'être pas mère.

En dépit des lois, l'avortement est aujourd'hui très répandu, et participe pour sa part, à ce qu'on appelle la dépopulation. D'innombrables périodiques, d'ailleurs, quotidiens ou autres, qui injurient les « faiseuses d'anges », ne se font pas faute d'accepter des annonces nombreuses pour suppression de « retards » et de répandre ainsi la pratique de l'avortement qui, malheureusement, s'accompagne souvent de vile escroquerie. (Sur ce sujet, lire Klotz-Forest : *L'avortement. Est-ce un crime ?*)

sesses, la femme deviendra la digne émule de l'homme, participera plus activement à la vie sociale et publique, à l'organisation de la cité. En triomphant de la nature marâtre qui la flétrit, l'épuise et ravale sa personnalité au rôle de pondeuse, elle triomphera des hommes et des lois que, profitant de sa faiblesse, les hommes ont édictées pour la tenir en tutelle; elle préparera son émancipation et celle de l'humanité (1).

*
* *

On invoque pour les prolétaires les joies du foyer. Plaisanterie indigne ! Ni l'homme, ni la femme prolétaires ne peuvent avoir, ni joies d'aucune sorte, ni foyer confortable. La famille prolétaire ne connaît que la misère : c'est là une vérité banale et d'observation courante.

Le mot *prolétaire*, qui signifie en réalité *faiseur d'enfants*, est devenu synonyme de travailleur pauvre, d'indigent, appartenant à la plus basse condition.

Il y a, en effet, une relation entre la misère et la progéniture.

Le salaire du travailleur ne peut s'accroître à proportion des bouches à nourrir. Un enfant de plus dans la famille augmente la gêne de tous. Pour faire vivre la maisonnée, le père prolonge son labeur, s'exténue; sa paye insuffisante oblige la mère, chez elle ou au

---

(1) « Que les femmes cessent d'être réservées par l'usage à une seule fonction physique dont elles tirent leurs moyens d'existence et leur influence, et elles auront voix, aussi bien que les hommes, sur tout ce qui se rapporte à cette fonction : de toutes les améliorations réservées à l'espèce humaine et qu'il est aujourd'hui possible de prévoir, aucune, dans mon opinion, n'aurait des conséquences morales et sociales plus avantageuses que celle-ci ». J.-S. MILL. (*Economie politique*. tome I, page 431.)

dehors, à des besognes qui l'épuisent. Le logis négligé devient taudis. Les enfants emplissent de leur tumulte et de leurs plaintes la demeure trop étroite. Mal vêtus, mal nourris, malpropres, ils connaissent la rue et ses dangers; ils s'étiolent, dépérissent. La lassitude de l'affection et la discorde viennent avec les duretés de la vie. Le père se réfugie au cabaret. L'alcoolisme fait son œuvre. Le chômage s'en mêle. Et de nouveaux enfants, rejetons souffreteux et rachitiques, naissent de parents affaiblis par les privations et le vice. La misère sans espoir, abjecte et tenace, étreint la famille. Où peuvent être pour les prolétaires les fameuses joies du foyer ?

Et je laisse de côté l'abandon possible des petits, leur exploitation éhontée, même dans la famille, les maladies sans fin, l'assistance qui avilit, l'hôpital... et la mort sans trêve de nombreux enfants qui disparaissent en bas âge, ayant beaucoup souffert et fait beaucoup souffrir autour d'eux. Ceux qui ne périssent point prématurément ont toutes chances de ne rien connaître du bonheur de vivre. Dans les conditions d'atavisme, d'éducation et de milieu où ils grandissent, une existence lamentable les attend. La tâche abrutissante, à vil prix, sera leur lot. Sans force, sans talent, sans instruction, ils sont voués d'avance, et sans répit, aux plus basses besognes... à la prison peut-être, au bagne ou à la prostitution.

Çà n'aurait pas été un crime, je pense, que de leur épargner la douleur de vivre en les empêchant de naître. Et ce n'en peut être un que de décrire, honnêtement, pour les parents incapables d'élever et de rendre heureux leurs rejetons, les moyens d'en avoir peu, ou, à leur gré, de n'en pas avoir.

C'est lorsque les couples sauront proportionner leur progéniture à leurs ressources que le foyer familial pourra réellement exister, clair et gai, large et sain, paisible et heureux. C'est seulement alors que l'aisance s'y installera, que les enfants s'élèveront dans la joie et la santé, qu'une éducation soignée et prolongée permettra d'en faire les pionniers d'une société meilleure.

*
* *

A ces motifs de répandre les moyens d'éviter la conception s'ajoutent des raisons plus générales.

Il est inimaginable que les militants avancés, socialistes, syndicalistes, anarchistes, quelle que soit leur école, attachent si peu d'importance à la question de « prudence procréatrice ». C'est pourtant, qu'on me pardonne mon audace, celle qui en a le plus; c'est simplement la suppression de la misère, la solution de la question sociale....

Les travailleurs sont en somme, et révérence parler, une marchandise, soumise, comme toute marchandise, à la loi de l'offre et de la demande. Les bras qui s'offrent, avilissent les salaires; les bras qu'on sollicite exigent de hauts salaires.

En se multipliant, les travailleurs se font, à eux-mêmes, une désastreuse concurrence. Tout métier s'encombre; le chômage sévit. Une armée de travailleurs faméliques se presse à la porte des usines prête à s'offrir pour un salaire inférieur.

Pas de grèves efficaces. La grève prolongée exige une réserve que les prolétaires ne peuvent avoir; elle n'est, le plus souvent, en dépit de la solidarité ouvrière, que la famine pour les petits. Les révoltés luttent à armes inégales, non seulement contre leurs frères malheureux : les chômeurs, qui convoitent les places abandonnées, mais aussi contre leurs frères bien nourris, bien vêtus, bien armés : les gendarmes.

Dans les conflits sociaux les prolétaires sont vaincus d'avance, et par eux-mêmes, par leur nombre, par leur prolificité; ils sont vaincus de suite, directement, par leurs propres enfants que la misère jette, comme petites mains, sur le marché du travail. D'innocents et fragiles bambins « gagnent leur vie », machines douloureuses, en affamant leurs parents qui chôment.

Les syndicats supplient : que votre fils ne soit point menuisier, nous sommes trop; qu'il ne soit point typographe, il mourra de faim; que votre fille ne soit ni demoiselle de magasin, ni couturière, ni dactylographe... la misère l'attend ! Sans doute, mais comment vivre et que faire ? On se rue aux emplois; la poussée est formidable. N'est pas prostituée qui veut. N'est pas policier, ni gendarme, ni sous-off' qui veut. Les robustes parmi les fils de prolétaires sont mis en concurrence pour le maintien de l'ordre, la répression des grèves..., pour écraser les révoltes des sans-travail, des meurt-de-faim, des traîne-misère.

Quelques apôtres sincères, des prophètes repus, d'opulents orateurs égarent ou mystifient les misérables en leur annonçant comme un messie : la Révolution, en les poussant à se reproduire sans compter pour en avancer l'heure. La misère n'est pas le moins du monde révolutionnaire. Elle aveulit ou exaspère; elle produit l'ignorant, le résigné ou l'énergumène. Conduites par les profiteurs habiles, les brutes exaspérées favorisent un changement dans l'organisation gouvernementale, dans le personnel dirigeant, mais non point l'installation d'un état définitif et général de bien-être. Une amélioration durable, une ère de bonheur économique, de quiétude, de dignité, de bonté, de justice, ne peut être fondée que sur les principes et les moyens du néo-malthusianisme (1) qui, établissant entre les res-

(1) Ce mot vient du nom de Malthus, célèbre économiste anglais (1766-1834), qui a découvert *la loi de population*, loi qui a servi de base à la théorie de Darwin sur la sélection naturelle. Pour remédier aux effets de la loi de population (misère, célibat, avortement, infanticide, guerres, etc.), Malthus proposait le *moral restraint*, l'abstention aussi prolongée que possible des relations sexuelles, le mariage tardif de telle sorte qu'entre l'âge du mariage et celui de la ménopause (âge criti-

sources de la société et le nombre de ses membres un équilibre rationnel, assurent à l'individu le bien-être, les loisirs et, par là, son perfectionnement intellectuel et moral.

Le néo-malthusianisme, loin de « ridiculiser la cause de l'émancipation du travail », comme l'a écrit, inconsidérément, un vieux militant de la sociale (1), la favorise sans violences.

Les groupements d'émancipation sociale ont une besogne urgente et belle à accomplir : créer des dispensaires de préservation sexuelle, fournir aux prolétaires les indications, les objets, qui permettront la « grève des ventres », grève pacifique et salvatrice contre laquelle les privilégiés malintentionnés sont radicalement impuissants.

*

* *

Il y a l'objection patriotique. On craint l'invasion. Les Allemands, les Italiens, les Belges, les Chinois, les Russes, etc., pullulent. La France pourrait devenir leur proie. Pullulons, nous aussi, pour opposer nos multitudes aux leurs. Procréons en vue de la lutte, pour la guerre.

Peut-être faudrait-il s'entendre sur le sens du mot patrie, et savoir si, dans la nôtre, chacun a bien la sienne. La patrie, au fond, c'est l'aisance et l'indépen-

---

que des femmes, arrêt des menstrues) la femme ne puisse avoir qu'un petit nombre d'enfants. C'est là le *malthusianisme*.

Les *néo*-malthusiens acceptent en général la loi de population, mais repoussent comme impossible pour la plupart des humains, le remède préconisé par Malthus. Ils proposent aux couples de s'unir à leur convenance en évitant la fécondation par les moyens indiqués au cours de cette brochure.

(1) James Guillaume, un des fondateurs de l'Internationale et de la Fédération Jurassienne. Lettre à Robin du 31 mars 1905 : « ...tu ridiculises la cause de l'émancipation du travail ».

dance; c'est là où l'on est bien. Saint-Just disait : « Un peuple qui n'est pas heureux n'a pas de patrie ». On n'oserait soutenir que les prolétaires en aient une; vaincus dans un pays dont les privilégiés sont les conquérants, peu leur importe, sans doute, d'être les instruments de bonheur des uns ou des autres; peu leur importe la défense de ce qu'ils ne possèdent point.

Dans tous les cas, il vaut mieux pour la patrie, une population peu nombreuse et vivant dans l'abondance, qu'une multitude exténuée par des abstinences cruelles et des privations. La force et la richesse d'un pays résident bien plus dans la quantité des adultes ayant une valeur productrice, physique ou intellectuelle, et une valeur défensive, que dans le nombre brut des habitants.

En particulier « les enfants ne sont pas une force, mais une charge pour la société ». Un pays encombré d'enfants mal nourris, mal vêtus, ne produit tout comme une famille que des hommes faibles, sans intelligence, sans initiative, véritables non-valeurs, bouches inutiles, déchets sociaux qui absorbent des ressources considérables et paralysent le progrès.

Un pays ne décline pas lorsque, diminuant le nombre de ses enfants, il augmente leur valeur intellectuelle et morale. Pour les œuvres de la paix, la qualité prime la quantité.

Pour celle de la guerre, l'avantage n'est pas aux multitudes. Des combattants en moindre nombre, conduits par une conviction raisonnée et intéressée, sachant ce qu'ils défendent et pourquoi, et contre qui, sont autrement redoutables qu'un immense troupeau d'inconscients, même disciplinés.

D'ailleurs, avoir des soldats ne suffit point. Il s'agit de les entretenir. On fait la guerre avec de l'argent, avec des réserves d'aliments, de vêtements, etc., tout autant qu'avec des projectiles. Quand les produits du sol d'une nation ne suffisent pas pendant la paix à nourrir ses habitants, elle est, en temps de guerre, à la merci de ses ennemis. Au moment où il faut lutter elle n'a que d'insuffisantes ressources et ses armées, mal ravitaillées, périssent aux bords des routes, dans les fossés, par le froid, la faim, le surmenage.

Tout au contraire, un pays qui proportionne son développement numérique à ses ressources économiques peut faire des réserves, nourrir ses défenseurs, les entretenir dispos et lutter avec avantage pour son indépendance.

Le néo-malthusianisme est la doctrine patriotique par excellence (1). Il n'y a point, par surcroît, de doctrine

---

(1) *L'Intransigeant* a publié, en août et septembre 1908, des listes de personnalités connues avec le nombre de leurs enfants. Il est regrettable que ce journal n'ait pas indiqué, en regard, les revenus approchés des personnes énumérées. On aurait pu recommander aux prolétaires de restreindre le nombre de leurs enfants, par rapport à leurs revenus, dans la même proportion que l'élite.

Prenons pourtant dans cette liste quelques noms de législateurs :

N'ont pas d'enfants : A. Briand, Henri Brisson, de Dion, Étienne, M. Faure, Ferrero, Gérault-Richard, Lockroy, Saint-Germain, Dauzon, Ch. Humbert, Amodru, Tournier, Willm, général Picquart, de Pressensé, Pelletan, Baudry d'Asson, Légitimus, Rouanet ;

Ont un enfant : Aynard, Maurice Barrès, Ch. Benoist, G. Berry, d'Estournelles de Constant, Lamendin, Ferrette, Delpech, amiral Bienaimé, Millevoye, Mougeot, Jaurès, L. Martin, Deschanel ;

Ont deux enfants : Bérenger, J. Chaumié, Clémentel, Depasse, Gobron, Trouillot, Giresse, Peytral, Archimbaud, Combes, Rozier, général Mercier ;

Ont trois enfants : comte de Castellane, G. Clemenceau, Sarrien, Rabier, J. Dupuy, J. Guesde.

MM. G. Chaumié et Antide Boyer ont 4 enfants ; M. Carnaud en a cinq ; MM. Gervais et Doumer, six ; M. Guyesse, 9 : M. Coutant... 11.

Soit 53 législateurs pris au hasard ayant ensemble 104 enfants. Deux enfants par famille en moyenne.

Un représentant du peuple gagne 15.000 francs. Il est évident que la plupart de ceux que nous nommons possèdent, par ailleurs, des ressources au moins égales. Supposons cependant que 9.000 francs soit le revenu net de chaque famille plus humaine : propagée par le monde, elle crée les nations heureuses, les patries habitables, elle installe dans l'univers l'aisance et la paix.

*
* *

Une question sur laquelle on tend aujourd'hui à la discussion ouverte et franche, c'est celle des moyens d'enrayer la production des dégénérés. On compte pour cela sur la non procréation des idiots, des fous, des syphilitiques, des tuberculeux, etc., et probablement, en conséquence, bien qu'on n'ose pas toujours le proclamer nettement, sur les moyens anti-conceptionnels. Mais les auteurs qui traitent la question condamnent généralement ou méconnaissent le néo-malthusianisme (1). Ils recommandent aux individus bien portants d'avoir *beaucoup* d'enfants. « La vie, dit l'un d'eux, doit avoir le plus possible de vies à choisir. Les questions d'intérêt individuel doivent disparaître devant l'intérêt de l'espèce » (2). L'Espèce est tout ; on parle en son nom comme au nom de Dieu et de la Patrie ; c'est la raison supérieure. L'individu est peu de chose ou rien.

Nos auteurs ne veulent point voir l'argument du nombre. Les robustes, les élus que leur multiplication trop rapide met en lutte, se fatiguent, s'usent, se détériorent si je puis dire, deviennent des médiocres, don-

---

législatrice. On aperçoit quelle serait la « dépopulation » de la France, si les prolétaires considéraient le revenu d'un député comme le « *revenu génitoire* » : celui qui permet le luxe d'un ou deux enfants.

A noter que les Barrès et autres Deschanel, enragés repopulateurs, farouches patriotes, comptent sur les enfants des autres pour repeupler la France et fournir des soldats à la patrie.

(1) Lire la *Question sexuelle* exposée aux gens cultivés, par A. Forel. Ce livre, admirable à plus d'un titre, est insuffisant au point de vue néo-malthusien (Librairie Steinheil, Paris).

(2) A. Wyllm. *La Morale sexuelle,* page 161 (Librairie Alcan).

nent naissance à des pires. S'il n'y a pas retenue dans la procréation, la sélection s'altère au fur et à mesure qu'on sélectionne. L'éleveur ne limite-t-il pas le nombre de ses animaux ?

A moins qu'on n'adopte cette théorie merveilleuse que la misère est fatale, que la souffrance est la condition du progrès ; à moins qu'on n'admette qu'une tourbe de misérables doive être le piédestal d'une minorité d'élus ; à moins qu'on ne soutienne, comme Renan, qu'un régime qui assurerait le plus grand bonheur possible à tous les individus serait un état de profond abaissement, et qu'il faille l'abaissement d'une multitude pour le triomphe et la jouissance de quelques-uns ! (1).

Mais alors, si la fatalité de la misère est admise, à quoi bon leurrer les foules ? A quoi bon des réformes ? Pourquoi toutes ces farces de solidarité, de mutualité, d'entr'aide, de socialisme ? Puisqu'il n'y a rien à faire, puisqu'il faut des sacrifiés, des classes, des castes, puisqu'il faut produire des dégénérés pour choisir des robustes...

Mais on n'ose défendre cette admirable thèse et la charge d'élever les enfants est rejetée sur l'État : « Si les parents — les parents bien portants — sont incapables d'assurer l'éducation et l'instruction de leurs enfants, dit encore M. Wyllm, l'Etat doit y pourvoir ». Or, l'Etat, en dépit de sa bonne volonté, est incapable, dès que la prolificité sans contrôle des couples est admise, d'assurer l'élevage convenable des enfants, même des seuls enfants bien portants qui peuvent naître. C'est une question de nombre et de ressources. Il ne peut le faire que s'il limite à ses ressources la quantité des enfants à entretenir. Les ressources de l'Etat sont celle des parents ; de l'impuissance des parents résulte celle de l'Etat.

Les conseils de prudence que nous donnons aux couples, l'Etat devrait donc les donner s'il était entendu

---

(1) *L'Avenir de la science*, préface page 9, 6e édition, 1890.

qu'il eut à subvenir aux besoins de tous les enfants. Aujourd'hui, bien qu'il se borne à *assister*, à *secourir*, il est submergé et incapable d'assurer convenablement l'instruction qu'il appelle gratuite et obligatoire, l'assistance réelle aux indigents, aux vieillards, aux malades, etc. Notre enseignement populaire est un leurre (1); nos institutions d'assistance une frime.

M. Clémenceau a écrit, parlant d'une famille prolétaire : « Ils avaient neuf enfants, les imbéciles » (2). Imbéciles, sans doute, mais aussi ignorants. Il faut instruire les prolétaires. Les chefs d'Etat, un peu philosophes et humains, devraient prescrire et organiser l'enseignement aux adultes des moyens anti-conceptionnels. On verrait alors disparaître tout ce fumier social, toutes ces misères, tous ces déchets qui sans cesse augmentent, qui coûtent, dont on n'arrive point à se débarrasser en dépit d'énormes dépenses.

Il n'y a d'autre moyen de régénérer la race que de désencombrer les ateliers, les écoles, les hôpitaux, que de raréfier la population, que de limiter les naissances parmi les bien portants et d'éteindre complètement la procréation chez les tarés.

En attendant que la sollicitude de l'homme d'Etat pour ses gouvernés se hausse à celle de l'éleveur pour les bêtes de son exploitation, enseignons, répandons autour de nous les moyens d'éviter les nombreuses familles, propageons cette idée que l'acte le plus important de l'existence, celui de la génération, doit être un acte conscient, réfléchi.

---

(1) Il n'y a pas de raison pour que les enfants de prolétaires soient traités autrement que les enfants riches. J'ai montré ailleurs (*Régénération*, juillet 1906), en me basant sur les statistiques officielles et les évaluations de M. Félix Martel, inspecteur général de l'instruction publique, que si l'on traitait un enfant de la « primaire » comme un élève du lycée, le budget de l'instruction publique devrait monter à au moins *deux milliards* annuellement.

(2) *La Mêlée sociale*, page 44.

Pour tous, pour les procréateurs, comme pour les tiers absents à qui la vie réserve des douleurs, il est désirable que l'acte générateur devienne digne d'une humanité civilisée, qu'il s'accomplisse consciemment. Il ne peut en résulter — sans aucune privation pour les individus des satisfactions amoureuses — que du bonheur pour l'ensemble des humains.

*
* *

La limitation volontaire des naissances est, dans tous les cas, indispensable. Tout tient à elle. Elle est la conséquence logique et pratique de la doctrine malthusienne, doctrine aussi généralement inconnue que combattue à priori, née cependant de l'observation et de l'expérience et non point, comme on le prétend, d'une fantaisie de l'esprit ou d'un caprice de l'imagination, *doctrine biologique*, cohérente et claire, *base immuable de toute sociologie* favorable au bonheur humain (1).

---

(1) Je sais quel nombre d'impossibles sottises ont été répandues sous le nom de « loi de Malthus ». Je n'ignore pas les tentatives principales de réfutation de la loi de population. Toutes portent à côté. Nous avons d'éminents économistes qui n'ont rien compris à la loi de Malthus. Pour outrecuidant que cela puisse paraître, je dis que M. Paul Leroy-Beaulieu, membre de l'Institut, par exemple, n'y a rien compris ou rien voulu comprendre. L'essai pénible de réfutation qu'il en a présenté, tout plein de contradictions et d'erreurs, est agrémenté d'une parabole sans portée, *la parabole des trois Malthus*, transcendante billevesée qui pourrait avoir servi de thème à *Fécondité* d'Emile Zola. (*Traité théorique et pratique d'économie politique*, Vol. IV, édit. 1896. — *La Répartition des Richesses.*)

Au reste, M. Paul Leroy-Beaulieu n'est pas seulement l'évangéliste de l'économie politique, c'est aussi un prophète. Il évoque le temps où l'on nourrira les foules avec les pastilles azotées de M. Berthelot. Très bien ! Mais aujourd'hui, Monsieur, aujourd'hui, les rêves chimiques et chimériques du savant nous laissent avec le sol à cultiver, le pain à gagner « à

Traduite en quelques mots populaires, elle énonce qu'il y a eu, partout et à tout moment, qu'il y a encore aujourd'hui, trop de monde au monde pour les ressources alimentaires et le capital disponibles. Par crainte de ne pouvoir subsister, chacun tire à soi ce qui est nécessaire à l'existence; et c'est la lutte, la ruse, le mensonge, la violence, la cruauté, l'iniquité; c'est l'autorité imposée des forts, la servitude des faibles, l'exploitation de ceux-ci par ceux-là, l'opulence et la pauvreté. Aussi longtemps que les prolétaires ne restreindront pas leur nombre, il en sera ainsi.

La cause initiale du paupérisme et des maux qu'il entraîne (prostitution, alcoolisme, mort prématurée, dégénérescence, guerres, etc.) n'est pas la mauvaise répartition, mais l'insuffisance des produits, le manque permanent d'équilibre entre la population et les subsistances, l'antinomie constante entre la fécondité humaine même atténuée par la sagesse de quelques-uns et la productivité du sol, même amplifiée par une culture savante, l'opposition entre la faim et l'amour.

Conquérez de nouveaux terrains, employez les méthodes intensives, consacrez au vaste champ que l'homme arrose de ses sueurs d'énormes capitaux, une main-d'œuvre puissante et intelligente, vous augmenterez, certes, la quantité des denrées alimentaires. Mais, à peine ces produits récoltés, d'innombrables nouveaux convives, amenés par l'imprévoyance des faiseurs d'enfants, se présenteront au partage.

Les efforts pour augmenter la production alimentaire ne peuvent avoir qu'un court moment d'efficacité, s'ils ne sont accompagnés d'une prudence générale dans

---

la sueur de notre front ». Attendons la récolte avant d'appeler les consommateurs.

M. Paul Leroy-Beaulieu est un repopulateur. Si nous faisions sur la progéniture des économistes une enquête semblable à celle que nous reproduisons plus haut (note 1, page 12), nous verrions qu'ils n'appliquent pas à leur économie domestique les principes qu'ils préconisent dans leur économie politique.

la procréation. Le seul résultat qu'ils peuvent avoir, sans elle, c'est une population plus nombreuse, mais non pas plus heureuse.

L'injuste distribution des produits découle de leur insuffisance.

En somme, il n'est pas vrai qu'il y ait, aujourd'hui, assez de pain pour tous (1). Si paradoxal que cela puisse paraître : c'est parce qu'il n'y a jamais eu assez de produits primordiaux pour satisfaire chacun dans un partage égal, que quelques-uns ont trop.

Voilà ce que dit et démontre la doctrine malthusienne (2).

---

(1) En 1904, M. Giroud a publié une étude statistique : *Population et Subsistances* dans laquelle il compare la production agricole des *principales contrées civilisées* à leur population et arrive à cette conclusion *d'indication* que *la terre ne nourrit que les deux tiers de ses habitants,* que les hommes disposent de deux parts pour trois, que dans un partage égal des produits agricoles personne n'aurait le nécessaire.

En 1905, M. Yves Guyot, ancien ministre, reprenait la question et admettait cette conclusion que la production agricole en blé et en viande de la France est insuffisante pour sa population; que la production du froment et de la viande *dans le monde* est de beaucoup inférieure à la ration nécessaire. (*Revue intern. du comm. et de l'indust. — Bull. de la Soc. d'Anthropologie. — Rapport sur les obstacles au développement de la population.*)

En 1908, M. Daniel Zolla, professeur à l'École nationale d'agriculture de Grignon, dans une conférence sur la *Productivité du sol et les problèmes sociaux*, faite à l'École des sciences politiques, montrait les illusions qu'on se fait généralement sur la productivité du sol, et après avoir comparé la production agricole à la population, disait : « La plus stricte égalité adoptée pour procéder au partage ne saurait donner à tous l'aisance, le bien-être, la vie large que nous promettent les réformateurs sociaux ». (*Les Forces productives de la France*, page 19.)

On propose alors d'augmenter la production (Élisée Reclus, Paul Leroy-Beaulieu, Kropotkine, Novicow, les socialistes, etc., etc., se rencontrent pour prôner cette vieille idée.) Remède illusoire quand il n'y a pas en même temps prévoyance *générale* dans la procréation !

(2) Voir sur la couverture la *Bibliographie malthusienne.*

A sa lumière, non seulement s'expliquent à travers les temps et les lieux, les misères de l'humanité, mais encore apparaissent l'inanité de tous les remèdes ordinaires à la pauvreté, le vide des réformes politiques ou sociales, le néant des œuvres charitables, l'inutilité des bouleversements sociaux. Solidarité, mutualité, coopération, éducation, syndicalisme, grèves, révoltes, révolutions, collectivisme, communisme, etc., s'ils ne s'appuient sur la base nécessaire du malthusianisme, s'ils ne s'accompagnent de la diffusion des pratiques néo-malthusiennes, sont autant de remèdes illusoires, d'institutions vaines, de sociétés chimériques.

Il n'y aura plus de prolétariat, il n'y aura plus de misère le jour seulement où la prudence procréatrice aura pénétré dans tous les ménages, où l'imprévoyance sexuelle des uns n'annulera pas les effets de l'heureuse retenue que s'imposent les autres, où tous les couples sauront éviter la conception, où les enfants délibérément voulus, désirés, naîtront en nombre sagement limité, à proportion des ressources familiales ou sociales, dans les meilleures conditions d'atavisme, d'éducation, de milieu.

Il n'y a pas d'autre moyen d'amener l'amélioration des conditions matérielles et par là le perfectionnement intellectuel et moral.

« Le problème du bonheur humain, comme l'a dit Paul Robin, se compose de trois parties à résoudre dans cet ordre et dans cet ordre seul : *bonne naissance, bonne éducation, bonne organisation sociale.* Les efforts pour résoudre une des dernières parties du problème sont perdus tant que la première n'est pas résolue » (1).

---

(1) *Sommaire de conférences* (1895). — Ce qui ne veut pas dire qu'il faille se désintéresser des second et troisième points. Les néo-malthusiens, notamment Paul Robin, ont donné assez de preuves de leur activité aussi bien en ce qui concerne l'éducation qu'en ce qui concerne la lutte contre les régimes d'oppression.

*Le néo-malthusianisme ne remplace pas, il précède. Il ne se substitue pas aux prophéties ou aux systèmes sociaux, il doit leur servir de base. Ce n'est pas une panacée, c'est le point de départ indispensable de toute vue sur une meilleure organisation sociale.*

*La question sexuelle est à l'origine de la question sociale* (1).

L'œuvre la plus urgente pour nous, consiste à vulgariser la pensée néo-malthusienne. Exposant aux hommes la cause initiale de leurs souffrances, de leurs divisions, de leurs luttes, comme aussi de leurs incohérences, de leurs contradictions, de leurs lâchetés, apportant par surcroît le remède, elle préviendra les violences inutiles, apaisera les haines. A tous, elle montrera que les privilégiés bénéficient d'un état de choses qui résulte de l'ignorance, d'ailleurs excusable, des faiseurs d'enfants; que la lutte, la servitude, la guerre entre nations, entre groupements, entre individus sont les inévitables conséquences de cette ignorance: que, par elle, les révolutions n'amènent que des

(1) Au Congrès de Toulouse, octobre 1908, l'état-major socialiste français a adopté une résolution de M. Jaurès contenant ce passage :

« L'évolution du mode de production capitaliste, son extension à toutes les parties du monde, l'accumulation et la concentration des capitaux, les progrès de l'outillage et de la technique, mettant à la disposition de l'humanité *des forces de production capables de pourvoir largement à tous ses besoins,* rendent possible l'émancipation de la classe salariée par la reprise de tous les moyens de production et d'échange qu'elle met en œuvre actuellement pour le profit d'une petite minorité d'individus et qui seront alors collectivement appliqués à la satisfaction des besoins de la collectivité. »

Les forces de production ne parviendront à fournir suffisamment de produits que si chaque individu est ou devient néo-malthusien. Illusion dans le cas contraire. La collectivité communiste *non* néo-malthusienne sera forcément une collectivité de misérables. Quand M. Jaurès ou M. Guesde seront au pouvoir, ils devront, pour *éteindre la race des prolétaires,* descendre de l'idéalisme transcendant où ils se complaisent aux « abjectes » mais salvatrices réalités néo-malthusiennes.

permutations de castes, des dépouillements de classes au profit de classes nouvelles, sans diminution dans la somme des souffrances ; que le « droit à l'existence », le droit au travail, à l'assistance, à la paresse, etc., tous les droits possibles, y compris les droits de l'homme et du citoyen, sont, par la prolificité prolétarienne, des mots vides de sens ; que les prolétaires, en définitive, sont les artisans de la misère, de la souffrance, des inégalités flagrantes offertes par tous les régimes sociaux.

A tant d'esprits enthousiastes, à tant de cœurs généreux qui se dépensent, luttent et souffrent vainement aujourd'hui pour l'amélioration du sort des misérables, elle indiquera l'unique voie qui puisse conduire tous les individus au bien-être, à l'indépendance, à la dignité, et les sociétés à la paix, à la justice, au bonheur.

G. HARDY.

*P. S. — Je dois mes remerciements à deux spécialistes distingués pour les indications pratiques qu'ils ont bien voulu me communiquer : M. le Dr Rutgers, président de la Ligue néo-malthusienne hollandaise ; M. Hans Ferdy, l'écrivain le plus documenté qui soit sur la question théorique et pratique néo-malthusienne. Je déclare, en outre, avoir utilement consulté les brochures pratiques suivantes :* Le néo-malthusianisme *du Dr Minime* (1881) ; Le Livre de l'épouse, *du Dr Albutt* (1890) ; Les moyens d'éviter les grandes familles, *traduction d'une brochure néerlandaise, et la* Note du traducteur (1895) ; La Santé de la Femme (1896) ; La Préservation sexuelle, *de A.-B. de Liptay ;* Génération consciente, *de Frank Sutor, etc.*

G. H.

# Notions sur la Génération

Qu'a fait l'action génitale aux hommes, si naturelle, si nécessaire et si juste, pour n'en oser parler sans vergogne et pour l'exclure des propos sérieux et réglés.

MONTAIGNE. (*Essais*, L III, Ch. V).

La grossesse résulte de la rencontre, de la fusion, dans un organe féminin appelé *matrice* (1), de deux cellules vivantes : une cellule fournie par l'homme, le *spermatozoïde*, une cellule fournie par la femme, l'*ovule*.

Eviter ou prévenir la grossessse c'est, en conséquence, empêcher la cellule mâle de pénétrer dans la matrice et d'y fusionner avec la cellule femelle.

Pour bien comprendre comment on peut empêcher cette rencontre, il est indispensable de connaître, au moins sommairement, les parties principales de l'appareil génital de l'homme et de la femme, et le mécanisme de la génération.

---

(1) Ce n'est pas en réalité dans la matrice qu'a lieu cette rencontre, mais dans les *trompes* ou sur les *ovaires* dont nous verrons plus loin les relations avec la matrice. Mais, c'est dans la matrice que se fixe l'ovule fécondé par le spermatozoïde.

# I. Appareil génital de l'homme

Il se compose (*Fig. 1*) de deux parties principales nettement marquées à l'extérieur du corps : 1° les *testicules*; 2° la *verge*.

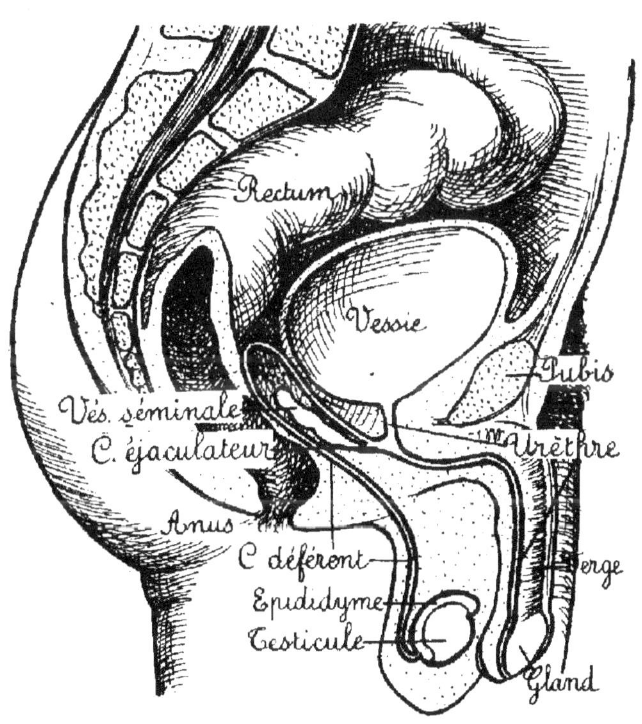


Fig. 1. — Appareil génital de l'homme. Coupe schématique.

**Les testicules.** — Ils sont encore appelés les *bourses*, à cause de la forme de leur enveloppe commune. Ce sont deux glandes de forme ovoïde, mesurant chacune environ 45 millimètres dans un sens,

25 à 30 millimètres dans deux autres et pesant 20 grammes environ.

Chaque testicule est constitué par un réseau de conduits ténus appelés *conduits séminifères* qui produisent, avec le concours d'autres glandes (prostate, glandes de Cowper), dont nous ne parlerons pas, un liquide blanchâtre, de consistance sirupeuse, empesant le linge d'une odeur très particulière : le *sperme* ou *liquide séminal*. Les *conduits séminifères* déversent le sperme dans le *canal de l'épididyme*, canal en forme d'anse qui est comme accolé à chaque testicule. De là, le sperme passe, par les *canaux déférents*, (un par testicule) longs de 45 centimètres environ et d'un diamètre de 2 millimètres et demi, dans deux réservoirs, les *vésicules séminales* longues de 5 centimètres environ, larges de 15 à 18 millimètres. Il s'y accumule. En suivant ensuite les deux *canaux éjaculateurs*, longs de 25 à 28 millimètres, le sperme peut passer dans le *canal de l'urèthre*, conduit unique qui traverse la verge dans toute sa longueur.

**La verge.**— La verge est encore appelée *pénis*, *membre viril*. Elle est traversée dans toute sa longueur par le *canal de l'urèthre* qui sert de passage tantôt à l'urine, tantôt au sperme. Ce canal a une longueur moyenne de 17 centimètres. On peut y introduire une sonde de 5 millimètres de diamètre.

L'extrémité de la verge, d'une sensibilité extrême, forme un renflement, le *gland*, séparé du corps de la verge par un sillon. A peu près au milieu du gland se trouve l'ouverture de l'urèthre : le *méat urinaire*.

Une sorte de fourreau de peau, le *prépuce*, recouvre ordinairement le gland, mais peut, par son élasticité et sa mobilité, le laisser à nu.

**Sperme et spermatozoïdes.**— Le liquide séminal ou sperme contient une quantité considérable de cellules d'une extrême petitesse (1/20e de millimètre de longueur, 1/100e de millimètre au plus de largeur) et d'une exubérante vitalité. Ce sont les *spermatozoïdes*. Ils se meuvent avec rapidité, parcourant, selon Sappey et Mathias Duval, leur longueur à la seconde, soit environ trois millimètres à la minute.

Les spermatozoïdes ont une tête ovoïde et aplatie, sont munis d'une queue qui leur permet les mouvements d'une anguille (*Fig. 2*).

Dans la quantité de sperme qu'un homme peut émettre par éjaculation (5 grammes en moyenne), il y a environ 200 millions de spermatozoïdes. *Un seul d'entre eux fusionnant dans la matrice avec l'ovule détermine la grossesse.*

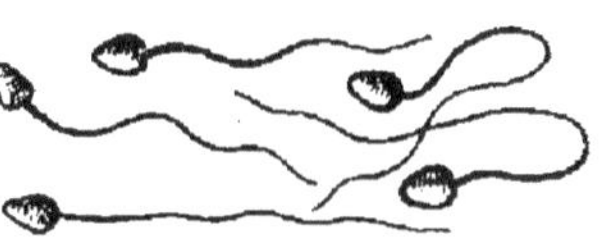

FIG. 2. — Spermatozoïdes, grossis 400 fois.

Il est important de remarquer que diverses conditions influent sur la vitalité des spermatozoïdes.

La chaleur, entre 38° et 40°, excite leur motilité, tandis que le refroidissement au-dessous de 30° l'atténue ; l'eau, à la température ordinaire, paralyse leurs mouvements mais ne les tue pas ; les acides, les corps antiseptiques en solution dans l'eau convenable, les tuent. Nous indiquerons plus loin (page 60) les produits à employer en prophylaxie sexuelle pour les tuer.

## II. Appareil génital de la femme

Il comprend trois parties principales invisibles à l'extérieur du corps : le *vagin*, la *matrice*, les *ovaires*

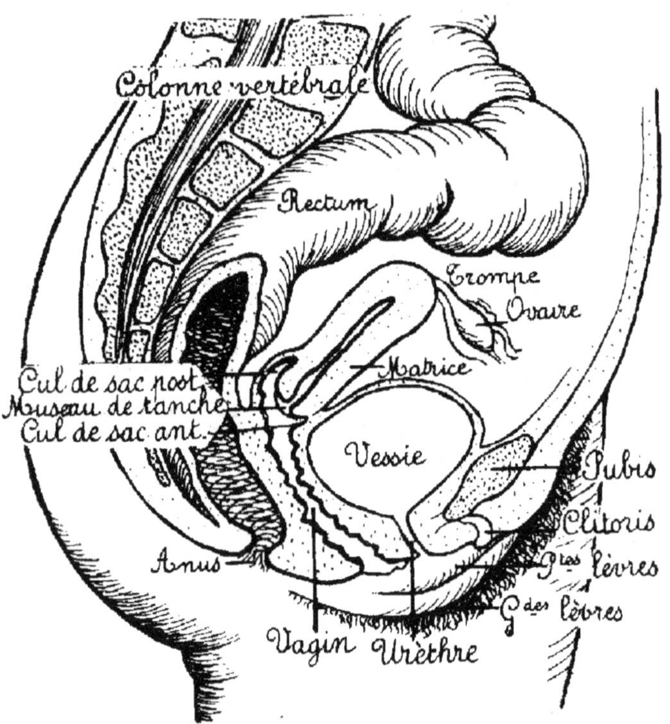


Fig. 3. — Appareil génital de la femme. Coupe schématique.

(*Fig. 3*). Sa partie externe (*grandes lèvres, petites lèvres, vestibule, clitoris*) est appelée *vulve*. La vulve marque l'entrée du vagin ou canal vaginal.

**Le vagin.** — Le vagin, qu'il ne faut pas confondre avec la matrice, forme un canal aux parois extensibles. Dans l'état ordinaire il est comme un tube aplati dont les parois, supérieure et inférieure, se touchent. Son orifice est ovalaire. Chez la femme vierge cet orifice est rétréci par la présence d'une membrane, l'*hymen*, ordinairement déchirée par le premier accouplement.

Le canal vaginal est situé entre le rectum (extrémité du gros intestin, anus), qui est en arrière, et la vessie, placée en avant. Sa profondeur est de 10 centimètres en moyenne. Sa paroi, épaisse de 3 à 4 centimètres, est garnie, surtout auprès de l'orifice, de saillies ou rides.

On peut introduire facilement le doigt dans le vagin. On ne le peut pas (ou que tout à fait exceptionnellement) dans la matrice.

**Matrice ou utérus.** — La *matrice* ou *utérus* fait suite au vagin, mais ne le prolonge pas directement. C'est l'organe de la gestation : c'est dans sa cavité que se développe le fœtus, l'enfant.

Il importe de bien connaître sa forme, ses dimensions et surtout sa position.

On peut comparer sa forme à celle d'une gourde, d'une bouteille courte et aplatie, dont le goulot, pénétrant obliquement au fond du canal vaginal, y formerait saillie. La bouteille, c'est le *corps* de la matrice ; le goulot, c'est le *col* de la matrice ; l'extrémité du goulot, du col, qui entre dans le vagin, c'est le *museau de tanche* (*Fig. 3 et 4*). Une sorte de large dépression qui sépare le corps du col de la matrice est appelée *isthme*.

Les dimensions de l'utérus varient selon que la femme a eu ou n'a pas eu d'enfant. C'est, dans tous les cas, un très petit organe dont la longueur varie de 6 à 9 centimètres, la largeur de 3 à 5 centimètres, l'épaisseur de 2 à 3 centimètres. Son poids varie entre 32 et 55 grammes, d'après Sappey. Au neuvième mois de la grossesse, il peut atteindre seul, le poids de 1 kilogramme. Le volume de sa cavité n'est normalement que de 5 à 6 centimètres cubes.

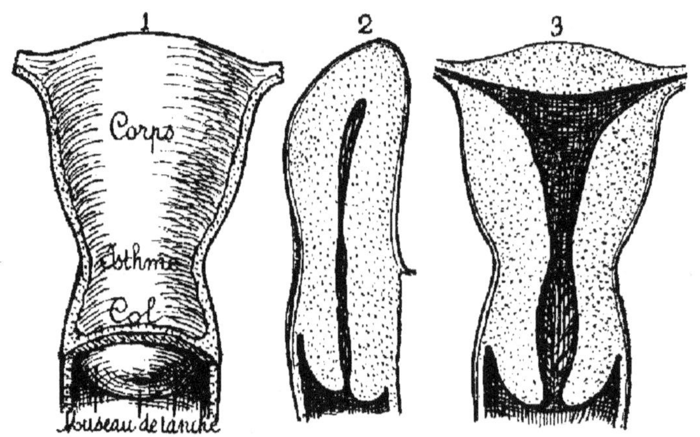


FIG. 4. — Matrice ou utérus, demi grandeur.
1. Face antérieure ; 2. Coupe médiane ; 3. Coupe transversale.

Le *col* a une longueur totale de 3 centimètres environ.

L'extrémité du col qui fait saillie dans le vagin, le *museau de tanche,* présente la forme d'un cône à sommet arrondi, d'un bout de petit œuf. Sa longueur est de 10 à 12 millimètres chez une femme qui n'a pas eu d'enfant. Il s'élargit chez la femme qui en a eus, et peut quelquefois, ne plus faire saillie dans le vagin à la suite de nombreux accouchements.

Au sommet du museau de tanche, à peu près en son milieu, se trouve une légère dépression. Cette dépression marque l'orifice de la matrice : très petit et circulaire, permettant le passage d'une tête d'épingle chez la *nullipare*, femme qui n'a pas eu d'enfant, il grandit, s'élargit, se déforme et présente une fente aux bords sinueux qui peut atteindre de 10 à 14 millimètres chez la femme ayant eu plusieurs enfants : *multipare* (Fig. 5.)

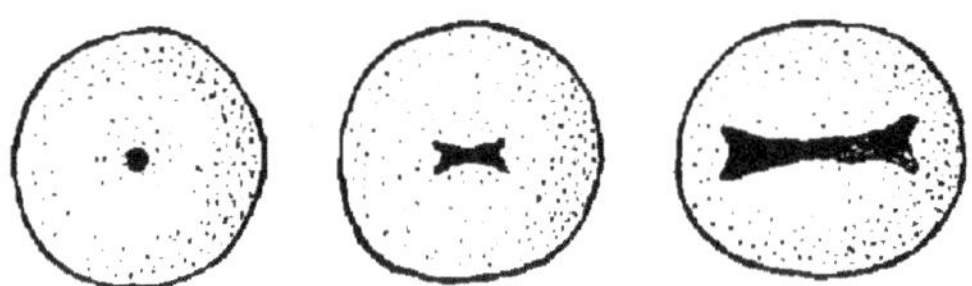

Fig. 5. — Ouvertures du col de la matrice chez la femme vierge, et chez la femme ayant eu des enfants.

Puisque le museau de tanche fait saillie dans le vagin, on conçoit que des enfoncements, des dépressions l'entourent. Ces dépressions, formant une rigole circulaire plus ou moins profonde, sont appelées *culs de sac*. On en distingue deux : le *cul de sac postérieur* qui se trouve du côté du rectum, le *cul de sac antérieur* situé du côté de la vessie. Le premier est plus profond que le second (Fig 3)

Il est important pour une femme, en prévision de la préservation sexuelle, de bien connaître la position du museau de tanche.

Même dans les conditions normales, quand la matrice n'est affectée d'aucun déplacement (déplacement assez fréquent, surtout après plusieurs accouchements), cette position varie chez chaque femme, notamment avec l'état de la vessie. Quand la vessie est vide, la matrice forme un angle à peu près droit avec le vagin, le museau de tanche s'éloigne de la vulve : il est moins facile à atteindre avec le doigt. Quand la vessie est pleine, le corps de la matrice est relevé, pressé contre le rectum, et se place à peu près dans le prolongement du vagin ; le museau de tanche se rapproche de la vulve, de l'ouverture vaginale. On l'atteint facilement avec l'index (Sappey).

Ce dernier état semble donc favorable pour apprendre à une femme à trouver l'orifice de sa matrice.

Quoi qu'il en soit, une femme accroupie, introduisant aussi profondément que possible l'index ou le médius, doigt du milieu, dans le vagin, sent parfaitement, au fond, et vers l'avant du corps, du côté de la vessie, une sorte d'excroissance de chair, plus résistante que les parois voisines. Ce mamelon arrondi, ce bout de chair isolé, dont on peut faire le tour avec le doigt, c'est le *museau de tanche*. C'est lui qu'il faut couvrir ou protéger d'une manière quelconque contre les spermatozoïdes, si l'on veut éviter la grossesse.

**Trompes de Fallope.** — La matrice communique par deux canaux conducteurs de 1 millimètre de diamètre environ, appelés *trompes de Fallope* ou *oviductes*, ou *salpinges*, avec les deux ovaires qui sont situés de chaque côté de la partie la plus élevée du corps de la matrice (*Fig. 6*).

**Ovaires, ovules.** — Les *ovaires* sont deux glandes ayant la forme d'un œuf légèrement aplati, longues de 38 millimètres, larges de 18, épaisses de 15 et pesant chacune de 6 à 8 grammes (Fig. 6.)

La partie principale de l'ovaire, partie superficielle qui n'a pas plus d'un millimètre d'épaisseur, est formée en presque totalité, d'une multitude de cavités produisant chacune un petit œuf, l'*ovule*. En moyenne, les deux ovaires d'une femme peuvent, durant la période de sa fécondité, produire 600,000 ovules (1).

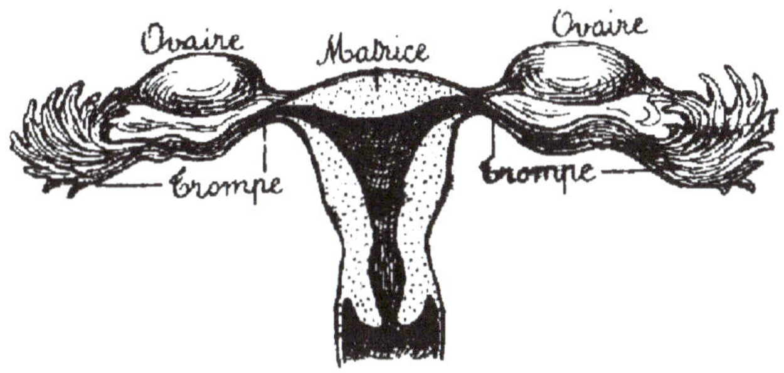


FIG. 6. — Coupe de la matrice. Ovaires et trompes.

L'ovule, c'est l'œuf humain. Tout être humain provient d'un ovule. C'est une petite boule irrégulière de 1/10e de millimètre environ de diamètre qui se compose de trois parties principales (*Fig. 7*) : une membrane, *membrane pellucide,* enveloppant une masse de substance analogue au blanc d'œuf : le *vitellus,* dans laquelle on voit un noyau, la *vésicule germinative* contenant un corpuscule, la *tache germinative.*

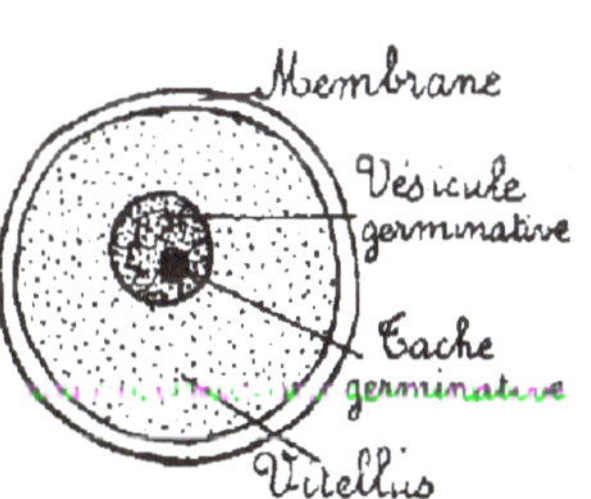


FIG. 7. — Ovule, grossi 200 fois.

Périodiquement les ovaires mettent en liberté un

(1) On peut dire en toute vérité, écrit Sappey, que si tous les œufs que porte une jeune fille à la surface de ses ovaires étaient fécondés, et parcouraient ensuite toutes les phases de leur développement, une seule femme suffirait pour peupler trois villes, comme Lyon, Marseille et Bordeaux, et deux femmes richement dotées d'ovules pour peupler une ville comme Paris. (*Traité d'anatomie descriptive.* Tome IV.)

ovule mûr. Par un mécanisme que nous ne décrirons pas, cet ovule tombe dans la trompe de Fallope, y chemine, et arrive dans la matrice. S'il rencontre en chemin (sur l'ovaire, dans la trompe ou la matrice) un spermatozoïde, il fusionne avec lui ; il est fécondé par le spermatozoïde : il vient alors se fixer sur la paroi de la matrice et s'y développe. C'est le temps de la *gestation*, de la formation du fœtus, de l'enfant.

La chute de l'ovule, appelée *ovulation*, coïncide à peu près avec l'époque de la *menstruation*, des règles ou menstrues, écoulement sanguin qui se présente régulièrement chez la femme tous les 28 à 30 jours et dure de 5 à 10 jours. La quantité de sang perdu par la femme durant la menstruation varie de 100 à 200 grammes.

# III. Union sexuelle

La verge de l'homme, habituellement molle et flasque, peut prendre l'état d'érection, de turgescence, autrement dit : elle peut se raidir. Si dans cet état elle est introduite dans le vagin, il y a *copulation* ou *coït*.

Le coït détermine chez l'homme et chez la femme une sensation voluptueuse. Lorsque cette sensation arrive à son maximum d'intensité, c'est le *spasme* ou *orgasme vénérien*. Le sperme accumulé dans les vésicules séminales s'écoule dans les canaux éjaculateurs, et, par ondées successives, arrive dans l'urèthre d'où il est projeté avec force sur le fond du vagin. Cette émission du sperme est appelée *éjaculation*.

Des physiologistes éminents avancent, qu'au moment du spasme vénérien il se produit, chez la femme, consécutivement à l'éjaculation chez l'homme, une sorte d'aspiration, de happement du sperme par l'ouverture de la matrice.

Mathias Duval s'exprime ainsi : « Il est possible que le sperme soit lancé directement jusque dans l'utérus, car l'ouverture du méat urinaire du gland étant verticale et celle du col de l'utérus transversale, il y a là une condition qui doit favoriser le passage dans la seconde ouverture du liquide qui sort avec violence de la première. Ce passage est, *peut-être*, favorisé par un état d'érection de l'utérus et de son col, *érection qui ouvrirait largement l'ouverture de ce dernier* ; on a dit aussi que cette érection, dilatant la cavité de la matrice, amenait de la part de celle-ci une véritable aspiration du sperme. » (1).

Le docteur Lutaud est beaucoup plus affirmatif : « Pendant la copulation il se produit chez la femme qui éprouve le spasme vénérien, une contraction péristaltique du vagin, qui a pour résultat de projeter et de maintenir en contact contre le col utérin le bol spermatique déposé par l'éjaculation. L'utérus lui-même joue, pendant le coït, un rôle physiologique ; sous l'influence de l'excitation génésique, sa tunique musculaire ouvre l'orifice du col, expulse les sécrétions et produit une sorte d'aspiration du sperme. » (2).

Enfin, des physiologistes allemands regardent comme un fait d'observation cette pénétration immédiate du sperme dans la matrice au moment de l'orgasme. On considère comme prouvé par un examen du contenu de l'utérus effectué immédiatement après le coït que des spermatozoïdes vivants y ont pénétré, au moment où le coït s'achevait, par le museau de tanche béant et happant.

Nous devrons donc, dans l'application des procédés destinés à éviter la fécondation, tenir compte de cette particularité.

Mais il n'est pas nécessaire que le sperme pénètre ainsi immédiatement et directement dans la matrice pour que la fécondation soit assurée. Le sperme déposé dans le vagin, aussi loin que ce soit de la matrice, même sur la vulve (partie externe de l'appareil génital de la femme) en quelque quantité que ce soit, contient des spermatozoïdes en nombre assez

---

(1) *Cours de physiologie.*
(2) *Le néo-malthusianisme.*

grand pour que des milliers d'entre eux parviennent au col de la matrice. Les spermatozoïdes sont au total, nous l'avons vu, deux cent millions environ; une goutte de sperme peut en contenir cent mille. Leurs mouvements étant favorisés par le mucus (liquide visqueux) qui tapisse la paroi vaginale, quantité d'entre eux arrivent, au bout d'un temps plus ou moins long, — nous avons vu qu'ils parcourent trois millimètres environ par minute — à l'ouverture de la matrice. On comprend qu'ils peuvent mettre plusieurs heures pour franchir la distance qui les sépare du museau de tanche, ou plusieurs jours, car leur vitalité se maintient parfois une semaine.

Ils pénètrent donc en bandes dans la matrice et s'y meuvent, à la recherche de l'ovule (*Fig.* 8). S'ils

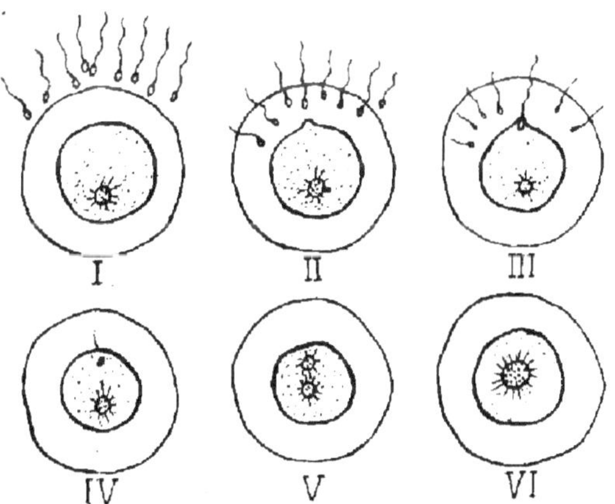


Fig. 8. — Mouvements et pénétration de l'ovule et du spermatozoïde.

le rencontrent, ils se précipitent sur lui (I). Le plus favorisé d'entre eux, ou le plus agile parvient à traverser, tête en avant, la membrane de l'ovule en un point où le *vitellus* forme une petite proéminence appelée *cône d'attraction* (II). Dès que la tête du spermatozoïde a touché le cône d'attraction, une nouvelle membrane se forme à l'intérieur de la précédente qui interdit le passage à tous les autres spermatozoïdes (III). Le spermatozoïde vainqueur perd sa queue (IV), tandis que sa tête, ou mieux son noyau, pénétrant plus profondément dans le vitellus, va à la rencontre de la vésicule germinative, ou noyau de l'ovule, qui s'avance vers lui (V.). Les noyaux arrivent bientôt en contact et fusionnent (VI).

Dès lors, l'ovule est fécondé. Il se fixe dans la matrice, y poursuit son développement. La femme est enceinte ; elle n'a plus de menstrues ; ses seins se gonflent, son ventre grossit. Elle accouche neuf mois après la fécondation.

# MOYENS D'ÉVITER LA GROSSESSE

> La femme la plus ignorante, la plus écrasée comprend et renait à la vie lorsqu'on lui enseigne qu'elle peut et *comment*, suivre les impulsions de la nature sans que ce soit aux dépens de futurs malheureux.
>
> Paul Robin.

En médecine on nomme *prophylaxie* l'art de préserver d'une épidémie, d'une maladie; par analogie on appelle *prophylaxie anticonceptionnelle* l'art d'éviter la grossesse, de se prémunir contre les conséquences de l'amour. On dit quelquefois *prophylaxie sexuelle*, entendant par là non seulement l'art d'éviter l'enfant, mais aussi celui d'éviter les maladies vénériennes. Dans le même sens on emploie les mots de *préservation sexuelle*.

Les procédés qui garantissent contre la grossesse sont appelés *préventifs* ou *anticonceptionnels* parce qu'ils préviennent la conception ou fécondation. On les nomme encore assez souvent *préservatifs*. Ce mot, réservé autrefois à des objets qui devaient préserver des maladies vénériennes, s'est étendu peu à peu à tous ou presque tous les appareils d'hygiène sexuelle.

On appelle *spermaticide* toute préparation destinée à tuer le sperme ou plus exactement les cellules mâles qu'il contient : les spermatozoïdes.

**Les moyens d'éviter la grossesse sont-ils nuisibles à la santé?**— C'est là une question assez souvent posée aux partisans de la procréation consciente et limitée. Il y a été répondu péremptoirement par le docteur Lutaud :

« Il résulte d'une enquête que nous avons faite sur les médecins parisiens qui doivent être considérés à juste titre comme appartenant à la classe supérieure de la population que c'est parmi eux que la restriction est la plus pratiquée. Sur 1.800 ménages de médecins parisiens, on compte en moyenne un enfant et demi par ménage... »

« Les médecins sont des gens instruits et parfaitement à même de juger ce qui est nuisible à la santé. Est-il, dès lors, possible d'admettre qu'ils mettraient en pratique des mesures de nature à donner lieu a une foule de maladies et à abréger leur existence ?... Que ceux qui croient que la faible natalité est nuisible au développement d'une nation emploient d'autres arguments pour convaincre le peuple... » (1).

On fait, il est vrai, une objection d'apparence précise. A' plusieurs reprises, et récemment encore, on a dit que si, à la fin de l'orgasme vénérien, la matrice ne reçoit pas le contact du sperme, la femme est menacée d'une multitude d'affections utérines et, pour le moins du cancer de la matrice.

Cet argument, emprunté à l'église catholique qui le produisit, au petit bonheur, dans l'espoir de voir cesser la pratique, très usitée en France, du retrait pendant le coït, cet argument, dis-je, propagé par des médecins très chrétiens et très complaisants n'a

(1) *Le néo-malthusianisme.* Lettre à M. Max Hausmeister, 1897.

aucune espèce de valeur. Il n'est plus mis en avant que par des gens qui ont intérêt à vendre certains produits de préférence à d'autres (1).

Les physiologistes, s'ils aperçoivent, dans le cas du retrait pendant le coït, des conséquences nuisibles à la santé, n'en voient aucune à ce que le col de la matrice ne reçoive pas l'ondée spermatique. Kraft Ebing, Sarwey, Forel, etc., recommandent précisément, comme le meilleur, un procédé qui empêche le sperme d'arroser le col de la matrice.

Rien, absolument rien, ne permet d'avancer que l'ondée spermatique soit nécessaire à la santé de l'utérus.

**Y a-t-il un procédé parfait?** — Un procédé parfait de préservation de la grossesse devrait réunir les conditions suivantes :

1° Dépendre exclusivement de la femme; 2° Ne causer aucune gêne, ni à l'homme, ni à la femme; 3° Ne nécessiter pour son emploi aucune leçon préalable d'un praticien; 4° N'exiger aucun soin avant ou après le coït; 5° Etre d'un coût insignifiant; 6° Etre d'une efficacité absolue (2).

Le procédé remplissant ces conditions n'existe pas encore. C'est l'œuvre des physiologistes de le rechercher, de le découvrir et d'épargner ainsi nombre de maux individuels et sociaux.

Tous les procédés que nous allons décrire exigent,

(1) Le plus curieux c'est que ces produits enduisent le col de la matrice d'une substance gluante, collante, qui l'isole et que, par conséquent, le sperme n'arrose pas plus le col de la matrice dans leur emploi que dans l'emploi des autres préservatifs. (Voir page 77).

(2) D'après Paul Robin. *Régénération*, n° 4, mars 1901.

de la part de l'homme ou de celle de la femme, de la propreté, du soin, de la minutie même. Sans cette condition on peut dire qu'aucun procédé n'assure de toute certitude contre la grossesse. A cette condition les chances de grossesse diminuent beaucoup.

On peut avancer cependant que les préservatifs employés par l'homme offrent plus de sécurité que ceux qui peuvent être utilisés par la femme. Le condom, ou capote anglaise, est généralement regardé par les gynécologues comme le moyen le plus efficace.

Il est cependant utile de faire connaître aux femmes tous les procédés de préservation dont usent les plus privilégiées d'entre elles, encore qu'il faille, dans leur application, ne point perdre de vue les différences individuelles de conformation féminine.

Les plus distingués des spécialistes considèrent le *pessaire occlus de Mensinga* comme le meilleur moyen féminin, sous cette réserve qu'il doit être placé, ou que son placement soit contrôlé, par un médecin compétent. C'est l'opinion du professeur Sarwey, celle du docteur Rutgers, etc.

Ce qui ne veut pas dire que les autres moyens soient sans valeur.

D'autres praticiens vantent le *pessaire à chapeau* ou le *pessaire tubulaire*. Il en est enfin qui préconisent les moyens chimiques. Chaque moyen a ses partisans et ses détracteurs. Nous ne prendrons pas parti, nous bornant à affirmer qu'il y a dans chaque cas des prôneurs désintéressés et compétents.

***Remarque.*** — Nous ne parlerons pas, dans cet opuscule, de la *continence sexuelle, abstention du coït,* moyen évidemment très sûr d'éviter la grossesse, mais absolument impraticable, au moins longtemps, pour l'immense majorité des humains et qui ne serait pas sans inconvénient, selon certains gynécologistes (1).

Pas davantage nous ne parlerons de l'*enlèvement des ovaires* chez la femme, ou *des testicules* chez l'homme: c'est là un moyen parfaitement radical, mais qui transforme l'homme en impuissant, et fait de la femme une malade.

Egalement nous laisserons de côté certains préservatifs qui atténuent d'une façon exagérée la sensibilité des organes (tel un appareil appelé par certains le *para-gosse,* sorte de fourreau en caoutchouc épais, garni d'un bourrelet, qui tapisse complètement le vagin de la femme) et d'autres procédés aussi nombreux qu'incomplètement expérimentés ou fantaisistes, comme celui, récemment indiqué, de Buttenstedt.

Enfin, nous citerons simplement, pour mémoire, comme n'ayant pas fait ses preuves, *la stérilisation par les rayons X*, qui a ému si fort les repopulateurs.

(1) « Enjoindre la continence est tout aussi raisonnable que de décréter que l'on vivra sans boire, ni manger. » (Luther.)

## I. Moyens à employer par l'homme

Les moyens que l'homme peut employer sont au nombre de trois : 1° *Le coït interrompu ;* 2° *la capote anglaise ou condom ;* 3° *le capuchon.*

**Coït interrompu.**— On dit encore le *retrait.* Les médecins l'appellent *coïtus interruptus.* C'est la pratique la plus usitée en France pour éviter la conception. L'homme, un peu avant l'éjaculation, un moment avant l'orgasme vénérien, retire le membre viril. Le sperme est éjaculé hors du vagin ; il ne peut donc se trouver en contact ni avec le col utérin, ni avec la vulve.

Cette pratique a l'avantage de pouvoir être employée quand le couple, porté instinctivement au rapprochement sexuel, n'a à sa disposition aucun appareil de préservation. Elle est simple puisqu'elle n'exige aucun préparatif. Mais elle présente le grave inconvénient de laisser l'homme ou la femme, ou l'homme et la femme, insatisfaits. Et cela suffit pour qu'on ne puisse conseiller de recourir au coït interrompu, au moins d'une manière constante.

Dans l'emploi de ce procédé l'homme doit veiller à ce qu'aucune parcelle de sperme, si petite soit-elle, n'arrive au contact des organes féminins. Il suffirait, répétons-le sans cesse, que le sperme mouillât les parties génitales externes de la femme pour que la fécondation ait lieu en un temps plus ou moins long. Pour plus de propreté et de sécurité l'éjaculation devrait se faire dans un linge préalablement placé sous la vulve. Si la femme craignait le moins du monde une négligence de la part de l'homme, elle devrait prendre une injection immédiate (voir page

60). Il est nécessaire que la verge soit lavée pour que l'acte puisse être recommencé sans crainte de fécondation dans les heures suivantes.

Le coït interrompu est l'acte qui a donné lieu aux inventions de l'Eglise sur la nécessité de l'arrosage du col de la matrice par le sperme. En réalité les inconvénients du coït interrompu ne se trouvent pas là, mais bien dans les accidents nerveux, neurasthéniques, qu'il peut produire par l'effort de volonté qu'il nécessite et par l'interruption brusque d'une sensation voluptueuse. Des gynécologues autorisés, parmi lesquels Kraft Ebing, insistent sur ces conséquences nuisibles. Encore que la question reste controversée, il semble bien que les médecins soient en grande majorité de cet avis.

***Demi-retrait.*** — On emploie quelquefois, notamment en Espagne, une manœuvre qui a été signalée par M. Bullfi.

Un moment avant l'orgasme la femme rapprochant les jambes, l'homme écarte les siennes. Le membre viril, par ces mouvements, s'éloigne du col de la matrice. L'éjaculation a lieu à mi-chemin entre la vulve et l'utérus, à environ quatre centimètres du museau de tanche. En prenant une injection quelque trois ou quatre minutes après le coït, la femme évite la grossesse et la volupté sexuelle n'a pas été amortie.

**Capote anglaise ou condom.** — Le condom ou capote anglaise, est appelé en Angleterre *lettre française* (*french letter*). Les marchands vendent ces appareils sous le nom de *préservatifs,* leur destination première ayant été de préserver des maladies vénériennes.

Le condom est tout simplement un sac cylindrique, de baudruche ou de caoutchouc, destiné à recouvrir le membre viril. Il est évident que si le condom est sans aucune déchirure, sans aucun trou, toute entrée du sperme dans la matrice est impossible, que tout contact du liquide séminal avec le vagin est empêché et que la femme se trouve, par là, d'une manière certaine, à l'abri de la grosssesse.

*Il faut avoir bien soin, en plaçant le condom, de laisser, entre l'extrémité de la verge et le fond du préservatif, un espace libre de deux ou trois centimètres, destiné à recevoir le sperme éjaculé.* Faute de cette précaution le condom peut se déchirer pendant le coït. On fabrique des condoms à réservoir destinés à éviter cette manœuvre.

Le condom est généralement considéré comme le préservatif le plus efficace. Les professeurs Kraft-Ebing et Sarwey recommandent son emploi de préférence à tout autre procédé anticonceptionnel. En 1905, au Congrès de Zurich, organisé par la Société pour combattre les maladies vénériennes, l'unanimité des médecins s'est prononcée en faveur du condom, l'indiquant comme *le seul moyen méritant d'être recommandé et contre les maladies vénériennes et comme moyen anticonceptionnel.* Le professeur Forel, Hans Ferdy, Rutgers, Lutaud, etc., partagent cette opinion.

L'emploi du condom n'est nuisible ni à la santé de l'homme, ni à celle de la femme. Les mêmes autorités s'appuient sur leur expérience pour l'affirmer hautement.

Nous allons examiner l'emploi des divers condoms en baudruche et en caoutchouc.

***Condoms en baudruche.*** — ***I.*** Les condoms en baudruche sont fabriqués avec la partie de l'intestin du mouton appelé *cæcum.*

Le professeur Forel a indiqué l'usage du cæcum de mouton, utilisé directement, sans préparation industrielle, comme moyen très simple et à très bon marché (1). D'après lui, la préparation industrielle est superflue. On fait usage du cæcum (de mouton, de chèvre ou de jeune veau) tel qu'on peut l'avoir chez le boucher, au prix approximatif de cinq centimes pièce.

On achète, par exemple, une demi-douzaine de cæcums ; on les nettoie minutieusement dans l'eau tiède, et, par surcroît de précaution on les désinfecte durant vingt-quatre heures dans une solution de sublimé corrosif et d'eau bouillie et filtrée (1 gramme de sublimé pour 1,000 grammes d'eau bouillie).

Pour usage, après avoir vérifié si la membrane n'est pas percée, on en garnit le membre viril, en ménageant, comme nous l'avons dit, un espace libre au bout de la verge. Mouiller ensuite à l'eau savonneuse.

Après usage, nettoyer dans l'eau antiseptisée : sublimé (25 centigrammes par litre d'eau bouilli). Le même appareil peut servir trois ou quatre fois.

Ce procédé est à recommander à tous ceux qui peuvent se procurer des cæcums chez les bouchers. En maints endroits, ce sera difficile.

***II.*** — Les condoms en baudruche préparés industriellement sont d'un emploi fréquent. Ils ont été utilisés antérieurement aux condoms en caoutchouc.

---

(1) *La Question sexuelle.*

Ils sont résistants, mais manquent d'élasticité. Leur inconvénient est qu'à l'usage répété, ils se durcissent, au point de devenir cassants et se rétrécissent. On les vend, non enroulés, en long. Les prendre de préférence de grande taille.

Ces appareils se fabriquent en qualités diverses et il est bien difficile de se reconnaître dans la profusion des qualités et des prix offerts aux profanes par les commerçants. Les moins cher ont généralement quelque défaut, le plus souvent des trous, masqués par des lambeaux de baudruche collés, truc employé par les fabricants pour faire passer les condoms défectueux. Avant l'achat, si c'est possible, et toujours avant l'emploi, regarder le préservatif par transparence pour s'assurer qu'il n'y a point de pièces masquant des ouvertures. Ces morceaux collés se détachent en effet à l'humidité et laissent des trous par lesquels des parcelles de sperme peuvent s'échapper dans le vagin.

Pour introduire la verge, souffler dans le préservatif de façon à séparer les parois qui ont tendance à s'accoler. Quand elle est introduite, en ménageant toujours un espace libre à l'extrémité, on peut, pour faciliter l'adhérence de l'appareil à la peau et le glissement dans le vagin, le mouiller extérieurement.

Après usage, laver à grande eau d'abord, puis dans de l'eau savonneuse ou antiseptisée (au sublimé, par exemple : 25 centigrammes pour un litre d'eau bouillie). Gonfler en soufflant dedans ; vérifier qu'il n'y a ni trou, ni déchirure ; sécher en tamponnant avec un linge bien propre.

Il est évident que si une déchirure se produisait durant le coït, la femme devrait prendre immédiatement une injection (voir page 60).

On peut avoir des condoms en baudruche à des prix très variables, suivant que les qualités sont fines, surfines, extra-fines, supérieures, blanches, extra-blanches, etc., et il y a toute une gamme de divisions dans chaque qualité.

***Condoms en caoutchouc.*** — Ces appareils peuvent être classés sous trois sortes : caoutchouc mince *dilaté blanc,* caoutchouc mince *soie,* caoutchouc épais. Les deux premières sortes sont vendues *enroulées* en boîte, ou pliées en cigarettes, ou roulées en forme de noix, etc. Chaque préservatif caoutchouc soie est placé sous enveloppe.

*I. — Les condoms caoutchouc dilaté blanc* sont généralement munis, à leur extrémité ouverte, d'un anneau qui rétrécit l'ouverture, serre par conséquent la verge en état d'érection et entrave par là l'éjaculation. On peut couper cet anneau si on le trouve gênant ; cette opération ne nuit pas à la solidité du condom. On fabrique d'ailleurs des condoms sans anneau de caoutchouc, appelés *attachés,* que recommande le docteur Rutgers.

Ces appareils se rétrécissent à l'usage et au lavage. Il faut les prendre de grande taille, surtout si l'on s'en sert plusieurs fois.

Pour usage, dérouler le condom sur le membre viril en ménageant un espace pour le sperme éjaculé. Généralement, les condoms sont saupoudrés de talc qui assèche les parois vaginales et rend, au commencement de l'acte, le glissement du membre viril dans le vagin moins facile. Mouiller pour permettre ce glissement (ou enduire le préservatif de vaseline pure qui n'a que peu d'action sur le caoutchouc).

Après usage, si l'on veut se servir encore du même objet, le laver à grande eau ; le gonfler en le remplissant d'eau : s'il y a le moindre trou, un jet se produira. S'il est intact, le tremper, par surcroît de propreté et de précaution anticonceptionnelle, dans une des solutions spermaticides indiquées page 60. Essuyer ensuite en tamponnant dans un linge bien propre. On peut encore, à ce moment, souffler dans le condom et le maintenir gonflé, en attachant l'orifice avec une cordelette de laine, pour s'assurer qu'il n'y a point de déchirure. Laisser sécher. Saupoudrer à l'intérieur et à l'extérieur, avec du talc ou de la poudre de lycopode que les pharmaciens fournissent à bas prix. Rouler ensuite sur un mandrin ou rouleau de bois, sur une canne, sur deux doigts, pour n'avoir plus qu'à dérouler sur la verge au moment de l'usage.

Ne pas se servir trop souvent du même appareil ; à la longue, la solidité du caoutchouc diminue. Préserver autant que possible ces objets du contact de l'air. Éviter de les toucher avec des substances grasses ou acides qui agissent sur le caoutchouc.

Les condoms en caoutchouc dilaté blanc sont les moins coûteux. On en fabrique de plusieurs dimensions, de 10 à 22 centimètres de longueur, dont les plus courantes sont celles qui portent les numéros 4, 5, et 6 et qu'on peut se procurer chez tous les herboristes ou pharmaciens.

***II.*** — Les *condoms soie* sont d'une extrême finesse, très doux au toucher, très élastiques, très solides. Ils ont l'avantage sur les appareils précédents de ne pas se rétrécir au lavage ou de se rétrécir très peu. Leur anneau, beaucoup moins épais et moins large que celui des condoms dilatés, contracte moins l'ouverture (Fig. 9.)

Prendre, quand même, une dimension un peu grande.

L'emploi est le même que pour le condom précédent. Dérouler l'appareil sur la verge, laisser un vide à l'extrémité pour recevoir le sperme. Humecter le condom d'eau ou l'enduire légèrement de vaseline pure, pour faciliter le frottement que le talc dont il est saupoudré rend moins doux.

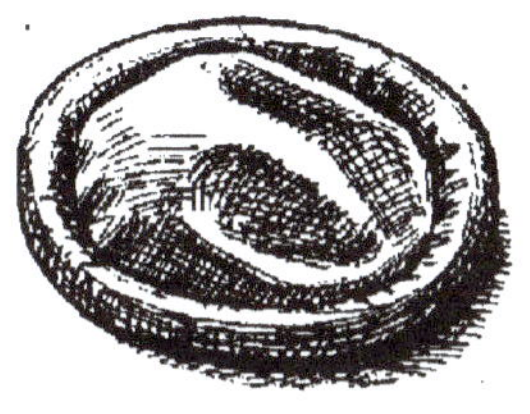

Fig. 9. — Condom caoutchouc roulé.

Pour le nettoyage, laver à grande eau ; s'assurer en le remplissant d'eau que l'appareil n'est pas troué : un jet marquera la moindre ouverture ; compléter le lavage en rinçant dans une des solutions indiquées page 60. Tamponner avec un linge propre. Laisser sécher. Saupoudrer de talc ; rouler sur un mandrin ou rouleau de bois, une canne, deux doigts.

Les condoms soie sont livrés en boîte, chaque préservatif sous enveloppe. Les dimensions courantes sont les mêmes que celles des condoms précédents. Les qualités, les prix sont extrêmement variables. Les désignations : couleur chair, ivoire, renforcés, neverrip, nevertear, etc., entraînent des coûts différents. On peut trouver d'excellents condoms chez tous les herboristes et pharmaciens.

*III.* — Les condoms *caoutchouc épais*, dits *forts, extra forts, demi-forts, un quart forts,* assurent toute sécurité par l'épaisseur de leur paroi. Mais ils constituent un véritable obstacle à la volupté sexuelle. Ils sont très employés en Hollande.

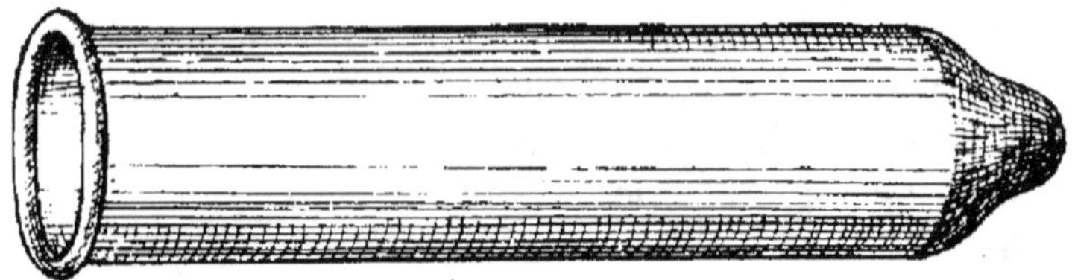

Fig. 10. — Condom, caoutchouc épais, deux tiers de la grandeur.

Bien lavés, bien nettoyés, comme nous l'avons indiqué plus haut pour les autres espèces de condoms, ils peuvent être utilisés longtemps. Ils comportent trois tailles usuelles. On les vend non enroulés (*Fig.* 10), à bourrelets ou sans bourrelets. Leur prix varie selon qu'ils sont en caoutchouc feuille anglaise ou caoutchouc soie.

**Capuchon** ou **Bout américain.**— Le capuchon ou bout américain est une réduction du condom en caoutchouc (*Fig. 11*). Il ne couvre pas toute la verge; il ne coiffe que le gland, de façon à laisser, à l'extrémité, un réservoir qui recevra le sperme. A cet effet, l'ouverture du capuchon est limitée par un anneau élastique de petit diamètre. Cet anneau, placé dans le sillon qui sépare le gland du corps de la verge, doit serrer de façon à ne pas gêner l'homme, à ne pas entraver l'éjaculation, mais assez cepen-

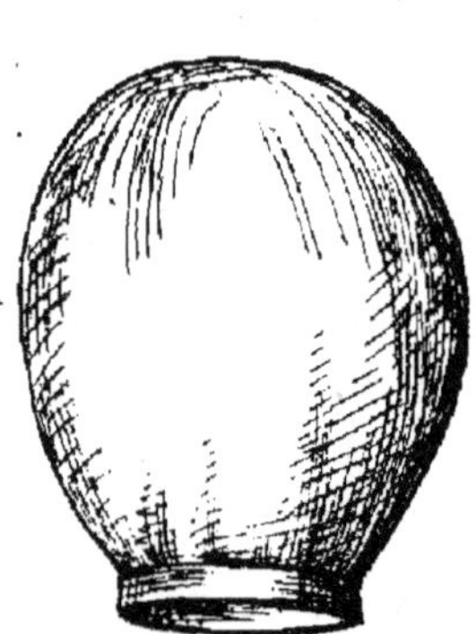

Fig. 11. — Bout américain, demi grandeur.

dant pour empêcher l'appareil de se détacher pendant le coït. Le capuchon remplira son but s'il serre légèrement la verge hors de l'état d'érection.

Pour l'usage, mouiller le capuchon d'eau savonneuse; placer l'anneau comme il est dit plus haut, à plat sur le sillon, relevé un peu sur le bord du gland.

Si l'anneau serre trop, on peut, pour le relâcher, l'humecter d'eau tiède.

Le nettoyage s'effectue exactement comme celui des condoms: lavage à grande eau; vérification du bon état en remplissant d'eau; rinçage pour surcroît de précaution dans une solution de spermaticide ou antiseptique (voir page 60); essuyage dans un linge propre; séchage. Saupoudrer de talc. Le capuchon ne se roule pas.

Cet appareil a l'avantage de laisser libre une grande partie de la verge; il a l'inconvénient, l'anneau frottant contre la paroi du vagin, de pouvoir s'enlever pendant le coït. Si cet accident arrivait, la femme devrait prendre immédiatement une injection (voir page 52).

Le capuchon ne se fabrique pas en baudruche. Il y a des capuchons en caoutchouc dilaté et en caoutchouc soie de plusieurs dimensions.

## II. Moyens à employer par la femme

Dans l'état actuel de la science, il est certain que les préservatifs masculins sont ceux qui présentent le plus de sécurité. Mais tous les hommes n'ont pas la galanterie ou la générosité de les employer. Les femmes doivent donc utiliser au mieux les moyens qui sont à leur disposition. S'ils ne présentent pas de sécurité absolue dans tous les cas, ils diminuent beaucoup, lorsqu'ils sont employés avec soin, les chances de la grossesse.

Ces moyens sont les suivants : 1° *le coït intermenstruel*, moyen physiologique ; 2° les obturateurs de l'ouverture de la matrice, moyens mécaniques qui mettent une barrière entre l'ovule et le spermatozoïde : *coton, houpette de fil de soie* ou *absorbite, éponge, pessaire ;* 3° les moyens chimiques, qui tuent les spermatozoïdes : *suppositoires* ou *pessaires fusibles, poudre anticonceptionnelle.*

Avant d'examiner ces différents moyens, nous parlerons de l'irrigation. Car, *quel que soit le moyen employé, il est indispensable de le compléter, soit immédiatement, soit quelques heures après le coït, dans tous les cas aussitôt que possible, par une injection.*

*L'irrigation seule ne constitue pas un moyen sûr d'éviter la grossesse.*

**Irrigation vaginale.** — On peut considérer deux sortes d'irrigations ou injections : la *petite injection*, injection d'attente, que la femme doit prendre immédiatement après le coït, alors qu'il est dangereux ou simplement gênant pour elle de rester longtemps dans une chambre froide, et qui, utilisée avec les préservatifs féminins (voir page 58), permet de remettre à plus tard, sans crainte de grossesse, la grande injection. On peut la prendre au lit ; mais elle a, dans ce cas, l'inconvénient de mouiller la literie, même si l'on a la précaution de se garnir de linges. Suffisante momentanément, elle doit être suivie, aussitôt que possible, de la grande injection.

La *grande injection* nécessaire après la précédente, est indispensable dans tous les cas soit comme injection journalière de propreté, soit comme injection anticonceptionnelle.

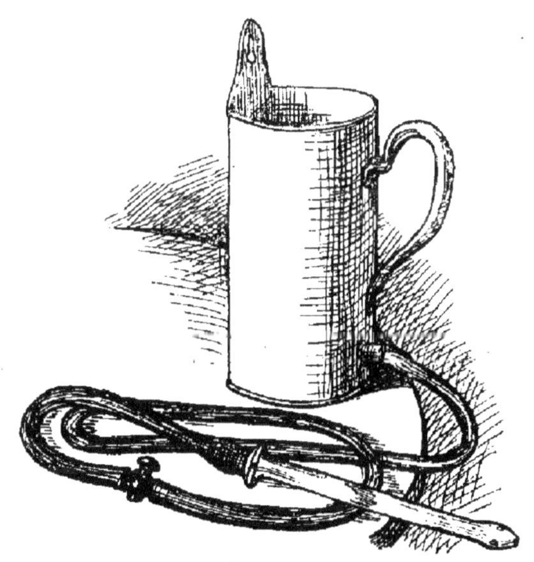

FIG. 12. — Bock ou douche d'Esmarch.

***Grande injection.*** — Qu'elle soit de propreté journalière ou de préservation de la grossesse, la grande injection se prend de la même manière. Seul le liquide à injecter diffère. Nous indiquerons plus loin les liquides anticonceptionnels ou spermaticides.

L'appareil le plus simple, le plus commode pour prendre l'injection, le plus facile à entretenir en état de propreté et le moins coûteux, c'est le *bock* ou *douche d'Esmarch* (*Fig. 12*).

Il a la forme d'un vase mi-cylindrique d'un litre et demi, deux ou trois litres de contenance; on le fa-

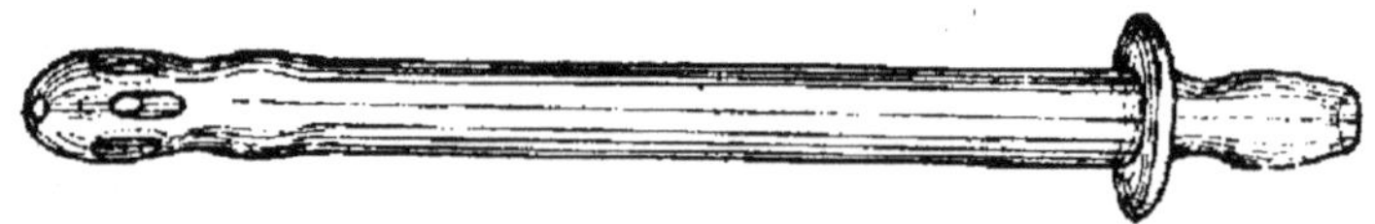

Fig. 13. — Canule cristal, fenêtrée, demi grandeur.

brique en fer émaillé, en porcelaine, en caoutchouc durci ou en verre. A sa partie inférieure, il est muni d'un ajutage auquel peut s'adapter un tube de caoutchouc. Ce tube, d'une longueur de 1 m. 50 à 2 mètres est terminé par une canule qu'on choisira de préférence droite, longue de 12 à 15 centimètres, à ouvertures ovalaires, et en cristal, conforme à la figure 13. Cette canule permet une bonne inondation du vagin; elle se nettoie facilement.

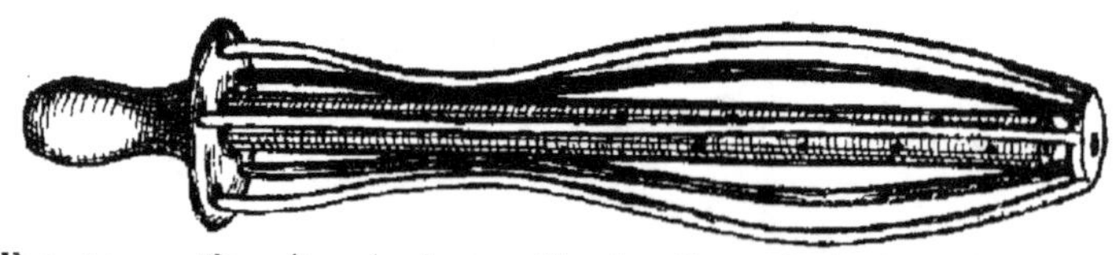

Fig. 14. — Canule spéculum grillagée, dite « Spéculum de bain ».

On peut user aussi d'une canule spéculum (*Fig. 14*) qui dilate le vagin et permet ainsi son arrosage abondant. Le tube central de cette canule est percé de trous par lesquels le liquide s'échappe en jets. Il est enveloppé de tiges courbées formant grillage, d'où le nom qu'on lui donne quelquefois de canule grillagée (1).

Entre le tube de caoutchouc et la canule se trouve le plus souvent un robinet en ébonite à deux bouts forme olive, qui facilite le maniement du bock lorsqu'il est rempli d'eau et qui permet de régler l'irrigation.

La position la plus favorable pour une injection vaginale efficace est la position couchée, ou plutôt penchée en arrière, le siège de la femme étant placé sur un bassin de lit, son dos étant appuyé sur des coussins ou un dossier formant plan incliné à 45 degrés environ, les jambes écartées légèrement relevées, les pieds à plat sur le sol (*Fig.* 15). On fabrique des meubles spéciaux pour les femmes prenant l'injection. Leur prix est en général très élevé et toujours au-dessus de celui que peuvent payer les ménages ouvriers (2). On peut, en attendant l'époque prochaine, espérons-le, où ces appareils seront à la portée des petites bourses, procéder comme suit :

Remplir le récipient du liquide convenable à une température de 30 à 35°, choisi, si c'est une injection spermaticide, parmi ceux que nous indiquons plus loin, en ayant bien soin auparavant de placer la canule dans le bock, surtout si l'appareil n'a pas de robinet à olives. Si l'appareil porte un robinet le fermer au préalable.

---

(1) La canule spéculum grillagée peut servir de spéculum de bain ; le tube central auquel est adapté le caoutchouc se dévisse. La partie grillagée seule peut être introduite dans le vagin pendant que la femme prend son bain. Le vagin ainsi distendu est inondé par le liquide.

(2) Je signale, comme pouvant être imité, le meuble du Dr Goupil. C'est aussi le moins cher.

Accrocher l'appareil au mur à $1^m$ 50 du sol, ou le placer sur un meuble, si possible à peu près à cette hauteur.

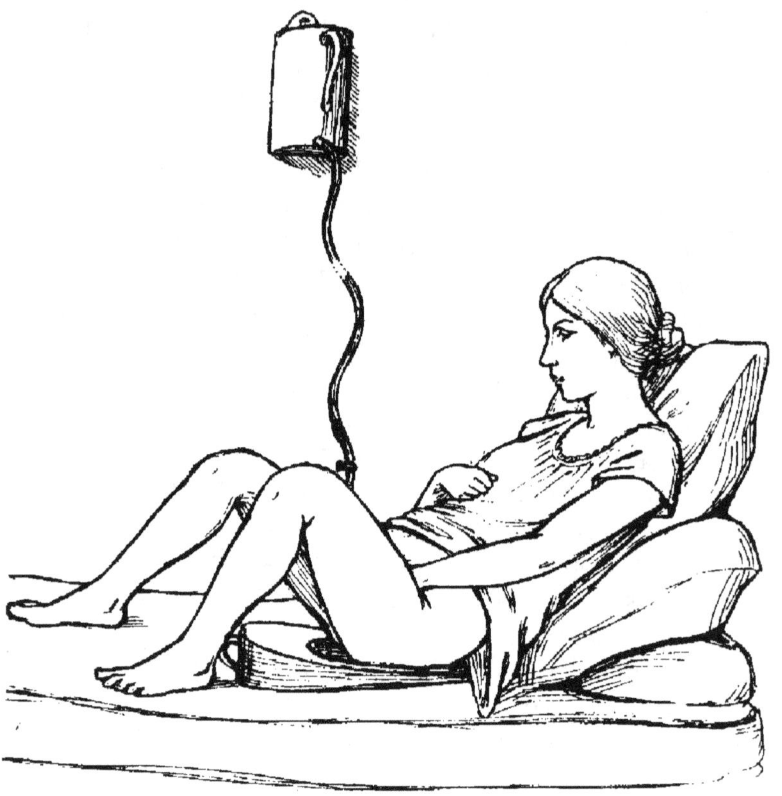

Fig. 15. — Posture pour prendre l'injection.

Pincer le tube près de l'extrémité qui porte la canule, pour empêcher, quand l'appareil ne porte pas de robinet, l'écoulement de l'eau.

S'accroupir au-dessus d'une cuvette, en s'appuyant contre un meuble ou un mur, de manière à incliner le dos en arrière à environ 45° (*Fig.* 15).

Ouvrir légèrement le robinet, ou desserrer un peu les doigts qui pincent le tube, de manière à chasser l'air de la canule.

Introduire la canule dans le vagin le plus profondément possible.

Ouvrir entièrement le robinet ou desserrer complètement les doigts.

Le liquide du bock s'écoule abondamment dans le vagin et avec d'autant plus de force que le récipient est placé plus haut.

Prendre la vulve (grandes lèvres, petites lèvres, etc.) à pleine main, en laissant entre deux doigts un passage pour la canule, et serrer pour empêcher la sortie du liquide.

Le vagin, sous la pression de l'eau, se distend. Ses nombreuses rides, les culs de sac, le col de la matrice sont parfaitement baignés dans le liquide.

Maintenir la vulve fermée pendant quelques secondes. Laisser échapper l'eau. Serrer de nouveau la vulve. Donner de nouveau la liberté au liquide. Recommencer ainsi jusqu'à complet épuisement du liquide du bock. Le lavage vaginal sera alors parfait.

Il est prudent d'avoir toujours une canule de rechange. Mais si l'on en manquait, on y suppléerait en introduisant tout simplement le tube de caoutchouc dans le vagin.

Toutes les pièces de l'appareil à injection : bock, tubes, robinet, canule, doivent être entretenues dans un état de propreté parfaite. Le bock, autant que possible, sera constamment rempli du liquide antiseptique dont on fait habituellement usage, et la canule devra y tremper en permanence. En tous cas, tenir l'appareil couvert d'un linge qui le préservera des poussières et des germes de l'air.

On peut prendre au lit une grande injection en se servant de la *canule à double courant* qui s'adapte à la vulve, l'obstrue complètement, ne laissant passage qu'à deux tubes dont l'un sert à l'entrée et l'autre à la sortie du liquide. (*Fig.* 16). En adaptant un caoutchouc au tube de sortie, le liquide peut être déversé dans un récipient quelconque placé à proximité. Il y a des canules à double courant de tous modèles.

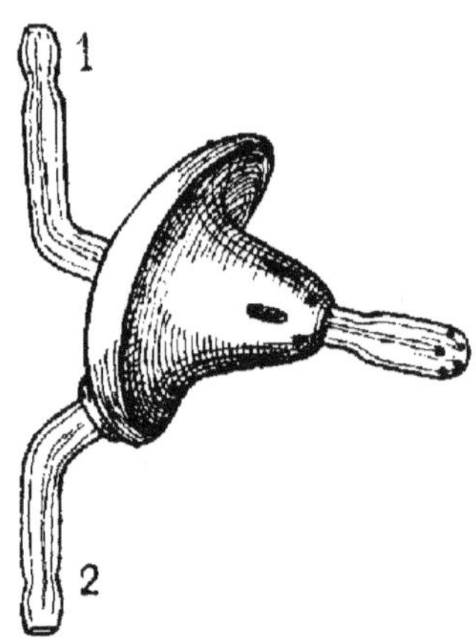

FIG. 16. — Canule à double courant : 1. Tube d'entrée du liquide; 2. Tube de sortie.

Nous indiquons seulement tous appareils : *injecteurs à balle de caoutchouc, énémas, clysoirs, clysopompes,* etc., destinés à remplacer le simple bock. La plupart sont excellents pour l'injection, mais ont l'inconvénient d'avoir des parties métalliques qui s'oxydent et s'altèrent au contact des liquides spermaticides. Ils coûtent d'ailleurs assez cher. Leur entretien est difficile. On doit les remplacer souvent. Le plus commode nous paraît être *l'alpha syringe,* énéma à recommander pour son jet régulier, continu, qu'on peut à volonté rendre puissant ou modéré, sans introduction d'air dans le vagin. Il est d'un prix élevé.

On fabrique des bocks en caoutchouc tenant peu de place, utiles pour les personnes qui ont à se déplacer.

***Petite injection.*** — On l'emploie avec certains préservatifs féminins, comme injection d'attente et toujours avec un liquide spermaticide.

L'instrument dont on peut se servir est une seringue en verre dont l'extrémité hémisphérique est percée de trous. Sa contenance est de 60 centimètres cubes environ (le corps de la seringue mesurant environ 20 centimètres de longueur). Le piston est fait de deux pièces serrées l'une contre l'autre, couvertes de cuir embouti et graissé de vaseline (*Fig.* 17).

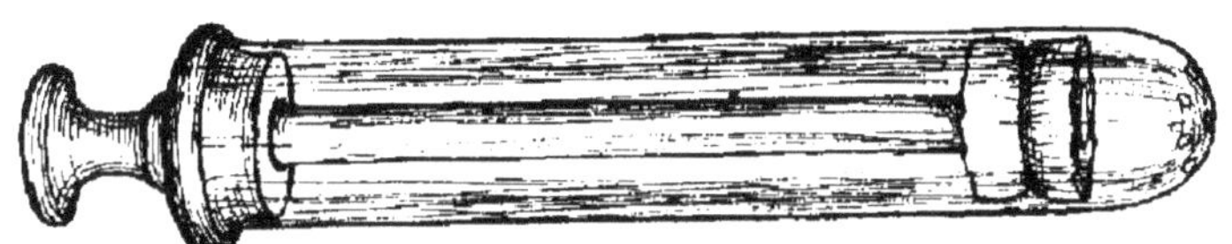

Fig. 17. — Seringue à injection, tiers de grandeur.

Remplir la seringue du liquide spermaticide en y plongeant le bout hémisphérique perforé et en tirant la tige du piston. Pousser ensuite doucement sur cette tige pour expulser l'air qui aurait pu pénétrer. Placer l'appareil sous l'oreiller ou sur la table de nuit, à portée de la main, de façon à pouvoir le prendre sans trop de dérangement au moment voulu.

Aussitôt après le coït, et quelque soit le préservatif employé (éponge, pessaire, etc.), introduire la seringue dans le vagin aussi profondément que possible. Appuyer lentement sur le piston jusqu'à épuisement du liquide, qui est projeté sur le col de la matrice, pour noyer et tuer les spermatozoïdes déposés dans le vagin et sur le préservatif. Faire l'opération au-dessus d'un vase.

Une poire en caoutchouc munie d'une grosse canule en os ou en ébonite peut remplir le même office que la seringue, mais elle est plus cher.

Cette injection a l'avantage de demander très peu

de temps ; elle doit être conseillée, répétons-le, quand la femme, pour une cause quelconque veut se dispenser de quitter longtemps le lit. Mais la grande injection est toujours indispensable et d'autant plus utile qu'elle est prise plus promptement.

## *Liquides à employer dans l'injection anticonceptionnelle*

Quand la grande injection est bien prise, avec de l'eau tiède à environ 30°, elle suffit, par sa seule *action mécanique*, à débarrasser le vagin des spermatozoïdes. Mais pour plus de sûreté il faut employer dans toute injection un liquide spermaticide ou antiseptique. On peut facilement se procurer la plupart des produits que nous énumérons ci-dessous, à des prix modérés :

Le *vinaigre* employé à la dose minima de 30 grammes par litre d'eau bouillie, ou un quart de verre ordinaire par litre d'eau.

L'*acide borique* dont le prix est aujourd'hui peu élevé est un spermaticide très faible. L'employer à la dose de 20 à 40 grammes par litre d'eau.

L'*acide citrique* que l'on trouve à bon marché est utilisable à la dose de 2 à 5 grammes par litre.

L'*acide tartrique*, même dose que l'acide citrique. Demander en poudre (1).

---

(1) Un certain nombre d'acides qu'on peut avoir assez facilement, mais qui présentent des inconvénients par les accidents que les imprudences, l'ignorance ou le manque d'habileté des manipulateurs peuvent amener, sont utilisables aussi comme spermaticides, mais très dilués dans l'eau : acide phénique, à la dose de 2 à 3 grammes par litre ; acide lactique, acide chlorhydrique (esprit de sel), acide azotique (eau forte), 1 ou 2 grammes par litre, etc., sont à recommander aux personnes habituées aux manipulations chimiques.

Le *sulfate de zinc* ou vitriol blanc ; dose : 5 à 10 grammes par litre. Le *sulfate de cuivre* ou vitriol bleu ; même dose. Le *sulfate de fer* ou vitriol vert : même dose. Ces deux derniers produits ont l'inconvénient de tacher le linge.

Le *permanganate de potasse* qui, malheureusement, brûle le linge et tache la peau, est un spermaticide actif. Dose : 1/2 gramme par litre.

L'*alun* est un des meilleurs spermaticides. Inoffensif, commode à manier, il produit bon effet à la dose de 10 grammes par litre (1 cuillerée à café bien remplie de poudre d'alun dans un litre d'eau bouillie).

Le *formol* ou *aldéhyde formique*, vendu en dissolution dans l'alcool (à 40 pour 100), a une action spermaticide très nette. L'employer à raison d'une cuillerée à café de la dissolution dans un litre d'eau.

Le *sublimé corrosif* est considéré comme un excellent antiseptique spermaticide. Un gramme de sublimé suffit pour rendre utilisables pour injection dix litres d'eau, soit 10 centigrammes par litre. Les pharmaciens fournissent des paquets de sublimé contenant 25 centigrammes qui peuvent servir pour deux litres d'injection.

En dehors de ces produits, qu'on se procure facilement partout, à des prix abordables, les pharmaciens, très compétents d'ailleurs en la matière, fournissent sous les noms les plus divers des produits à dissoudre ou des solutions à étendre, composés le plus généralement avec un des spermaticides que nous venons d'énumérer. Ils ont l'avantage d'éviter des manipulations que tout le monde ne peut faire ; ils ont l'inconvénient de coûter plus cher que les produits bruts qu'on prépare soi-même (1).

(1) Un pharmacien a donné dans *Régénération*, n° 9, sep-

## 1° MOYEN PHYSIOLOGIQUE

**Coït intermenstruel.**— C'est-à-dire coït entre les menstrues, entre les époques des règles. Ce moyen consiste à éviter tout rapprochement sexuel pendant les huit jours qui précèdent et les huit jours qui suivent les règles. Il est des moins certains. La théorie sur laquelle il s'appuie (théorie de Raciborski) et qui suppose une période pendant laquelle la femme ne peut être fécondée a été démentie par les faits. Tout au plus peut-on avancer que les risques de la fécondation diminuent pendant cette période qui est de dix jours environ. Ce procédé a du reste l'inconvénient de limiter le temps de l'union sexuelle ; tous les époux ne peuvent facilement se soumettre à ce régime.

On peut recommander néanmoins ce moyen aux jeunes filles qui se marient et craignent l'enfant au début de leur union, si le mari n'a pas l'élémentaire sagesse d'user du condom et si elles n'ont pas d'autres préservatifs à leur disposition. Mais il vaut mieux, pour les vierges, soit, suivant le docteur Rutgers, le pessaire Mensinga (voir page 68), soit le pessaire fusible (voir page 77).

Le coït intermenstruel ne dispense pas, bien entendu, de l'injection vaginale spermaticide (voir page 53).

---

tembre 1905, la formule suivante comme spermaticide : pour 1 litre d'injection, 6 grammes de glycérine, 0 gr. 2 de thymol, 0 gr. 2 d'alcool, 1 gramme d'acide lactique.

## 2° MOYENS MÉCANIQUES

Ces moyens ont pour but d'empêcher les spermatozoïdes de pénétrer dans la matrice. Ils couvrent l'ouverture du col de la matrice d'un appareil qui la protège contre le contact du sperme ; ce sont des obturateurs, des diaphragmes, posés devant elle, interdisant son accès aux cellules mâles.

Si ces instruments sont bien placés la femme n'éprouve aucune gêne et l'homme ne peut s'apercevoir qu'elle les emploie.

A leur description, aux indications que nous donnons pour leur placement, après ce que nous avons dit sur la vitalité, la vivacité, la petitesse et le nombre des spermatozoïdes, on comprendra que ces appareils peuvent manquer leur but si, après le coït, la femme ne prend pas l'injection complémentaire indispensable. (Voir page 53).

L'emploi de ces procédés exige la connaissance parfaite de la position du col de la matrice.

Lorsque, placée dans la position accroupie, une femme introduit l'index aussi profondément que possible dans le vagin, elle sent, au fond, sur la paroi qui touche à la vessie, un mamelon — une sorte de bout de doigt, de bout de nez — portant en son milieu une légère dépression et autour de lui des enfoncements formant rigole : c'est le col de la matrice ou museau de tanche ; on peut, avec le doigt, en faire le tour. L'accès de l'ouverture placée au centre de ce mamelon doit être interdit aux spermatozoïdes ; il faut donc couvrir ou encapuchonner le mamelon, le dissimuler derrière une cloison que les spermatozoïdes ne puissent franchir.

***Recommandation importante.*** - Ne placer le préservatif qu'avec des mains et des ongles en état de propreté irréprochable. Se servir dans le cas de maladie, de blessure, etc., d'un doigtier de caoutchouc fin, préalablement lavé et trempé dans une des solutions antiseptiques indiquées plus haut (page 60).

**Éponge.**— L'éponge est un des objets d'hygiène sexuelle les plus anciennement employés. Il est vendu couramment sous le nom d'*éponge de sûreté* (*safety*

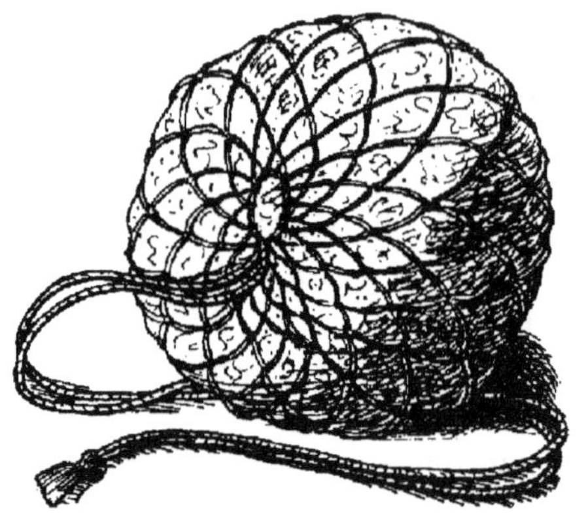

FIG. 18. — Éponge.

*sponges*). L'éponge est généralement munie d'un cordon fin ou d'un ruban de soie (*Fig.* 18) qu'on peut supprimer.

Choisir une éponge fine, à tissu serré, à petits pores, ne râclant pas au toucher, sans parties pierreuses, un peu grande (de 4 à 5 centimètres de diamètre à l'état sec) de façon à ce qu'elle remplisse bien le fond du vagin.

La nettoyer soigneusement à l'eau de savon. La

mettre à l'abri des poussières, en boîte, ou dans un vase contenant une solution de sublimé (25 centigrammes par litre).

Avant de s'en servir, l'humecter d'eau savonneuse ou d'une des solutions antiseptiques indiquées plus haut : sublimé, alun, sulfate de cuivre, vinaigre étendu d'eau, eau de Cologne étendue d'eau.

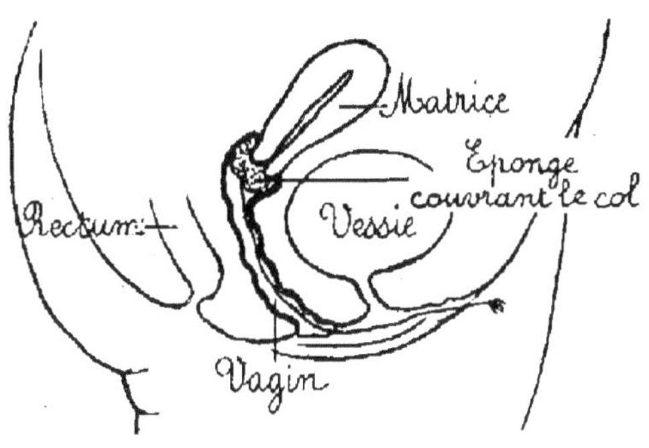


Fig. 19. — Éponge placée.

Le placement dans le vagin se fait facilement : pousser simplement l'éponge avec l'index ou le médius (doigt du milieu) de façon qu'elle recouvre bien le museau de tanche en remplissant le fond du vagin. Dissimuler, s'il y a lieu, le cordon entre les cuisses. (*Fig.* 19).

Immédiatement après le coït prendre une injection, retirer l'éponge à l'aide du cordon, ou avec l'index s'il n'y a pas de cordon, et *prendre de nouveau une injection.* (Voir page 60).

L'éponge doit être nettoyée minutieusement, au savon, après chaque coït; la placer ensuite à l'abri de la poussière ainsi qu'il est indiqué plus haut.

L'éponge a l'inconvénient, lorsqu'elle est grosse

— et elle doit l'être assez pour avoir quelque efficacité — de gêner l'homme et de pouvoir être déplacée par le pénis pendant le coït.

Il existe des éponges (éponge BB, éponge-ballot) ayant la forme d'une calotte hémisphérique, destinées à être employées comme le pessaire ou l'absorbit (voir plus loin), à couvrir le col de la matrice. Elles ne peuvent avoir quelque valeur que si elles sont assez épaisses, très fines, à très petits pores, pour ne point laisser passage aux spermatozoïdes. Elles sont cher et ne remplissent en somme que le rôle de l'éponge ordinaire.

**Houpette de fil de soie** ou **absorbit.** — Cet appareil se compose de filaments soyeux d'une

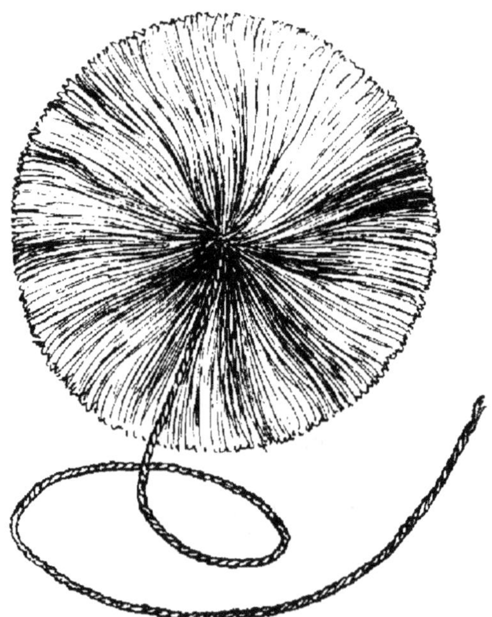

FIG. 20. — Absorbit.

grande finesse, mais solides néanmoins qui, mis à plat, rayonnent autour d'un point d'attache muni d'un cordonnet (*Fig.* 20.)

Avec l'index placé sur le point central, on introduit l'absorbit à sec jusqu'au fond du vagin. On pousse dans les culs de sac les brins soyeux dont les extrémités viennent se coller contre la paroi vaginale, en maintenant le point d'attache des fils à peu près sur l'ouverture de la matrice, de façon à bien coiffer le col. (*Fig.* 21).

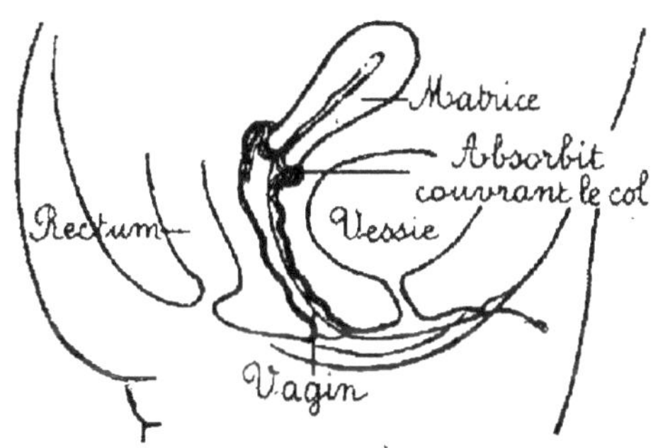


Fig. 21. — Absorbit placé.

Après le coït, prendre une injection, enlever l'absorbit avec le cordon et prendre à nouveau l'irrigation vaginale. Nettoyer soigneusement l'appareil à l'eau de savon, le bien sécher et le peigner. Pour permettre le séchage parfait et le peignage facile, avoir deux ou trois absorbits qu'on emploie sucessivement.

L'entretien de cet appareil en état de propreté est assez difficile.

**Coton hydrophile.**— Ce préservatif est des moins coûteux. Toute femme peut le fabriquer elle-même.

Prendre gros comme un œuf de coton hydrophile qu'on aplatit en galette circulaire de 7 à 8 centimètres de diamètre. Introduire cette galette dans le vagin avec l'index placé au milieu, comme pour l'absorbit. Pousser au fond du vagin jusqu'à ce que l'index sente à travers l'épaisseur du coton le col de la matrice. Garnir soigneusement les culs de sac, les bords de la galette appliqués sur la paroi vaginale, à peu près suivant la position qu'indique la fig. 21.

Le museau de tanche est ainsi coiffé d'une calotte en coton, à bords retroussés, qui pourra s'opposer au passage des spermatozoïdes dans la matrice.

Après le coït prendre une injection, enlever avec l'index le coton hydrophile, et, à nouveau, irriger largement le vagin.

Ce préservatif évidemment doit être renouvelé à chaque fois.

**Pessaires.** — Ne pas confondre les pessaires médicaux et anneaux variés qui s'emploient pour corriger les déplacements de la matrice avec les pessaires occlus de préservation.

Le pessaire de préservation coiffe ou abrite le museau de tanche. Il est en caoutchouc et affecte la forme générale d'une calotte.

Les modèles de pessaires les plus employés sont : le *pessaire Mensinga* ou *pessaire vaginal*, le *pessaire à fond* (appelé encore : *français*, *à bourrelet*, *à chapeau*) et le *pessaire tubulaire*.

***Pessaire Mensinga.*** — Ainsi appelé du nom de l'inventeur. On l'appelle encore *pessaire vaginal* parce qu'au contraire des autres pessaires il ne coiffe pas exactement le museau de tanche mais s'appuie exclusivement sur les parois vaginales abritant derrière lui l'ouverture de la matrice. Il est très employé en Hollande où les gynécologistes et les praticiens le recommandent à l'exclusion de tous autres pessaires. Le professeur Sarwey, le docteur Rutgers le considèrent comme le meilleur préservatif pour femmes.

Il est formé par une membrane mince de caoutchouc très souple en forme de calotte, fixée sur un ressort très léger (*Fig. 22*).

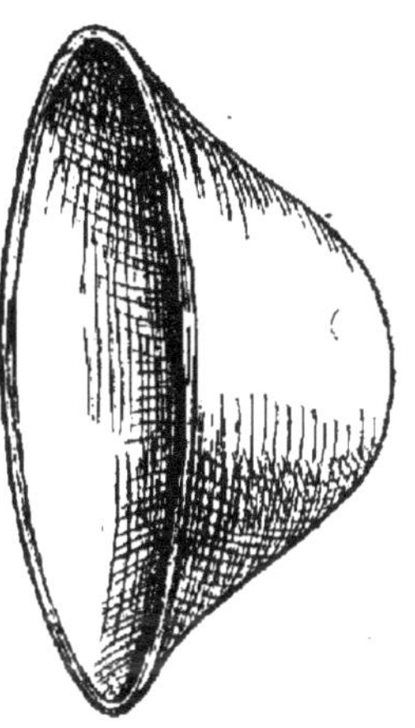

Fig. 22. — Pessaire Mensinga.

Placé, le pessaire Mensinga s'appuie en arrière dans le fond du cul de sac postérieur et s'arcboute en avant sur l'os du pubis, le ressort s'appliquant circulairement sur la paroi du vagin.

Le pessaire Mensinga porte des numéros qui indiquent son diamètre en centimètres. Le numéro le plus petit a 6 centimètres de diamètre, les suivants : 6 1/4, 6 1/2, 6 3/4, 7, etc., jusqu'à 8 centimètres; le numéro 6 convenant généralement aux vierges, les numéros 7 à 8 aux femmes qui ont eu des enfants.

Le choix du pessaire est le point difficile : il est le plus souvent nécessaire d'en essayer plusieurs avant de s'arrêter au numéro qui convient. S'il est possible, s'adresser à des médecins, sages-femmes et praticiennes qui en connaissent le maniement. Il doit s'ajuster au vagin en pressant légèrement sur tout le pourtour. S'il est trop petit il est inefficace, s'il est trop grand il blesse. Bien choisi il ne gêne point.

Pour s'assurer qu'il n'est pas trop petit, essayer de

glisser l'index entre le bord du pessaire et la paroi du vagin. Si l'on y parvient facilement et sans déplacer l'appareil, il faut prendre un numéro supérieur jusqu'à ce que le doigt ne puisse plus passer.

Quand la femme essaie un pessaire elle ne doit avoir le ventre comprimé par aucun vêtement ou appareil : ceinture, corset, etc.

Une fois choisi le pessaire est facile à placer : le mouiller d'une solution épaisse de savon blanc (ou d'une préparation contenant 1 de savon dans 4 de glycérine et 2 d'eau bouillie) ou d'un des liquides antiseptiques indiqués précédemment (voir page 60). Mouiller au besoin les parties génitales.

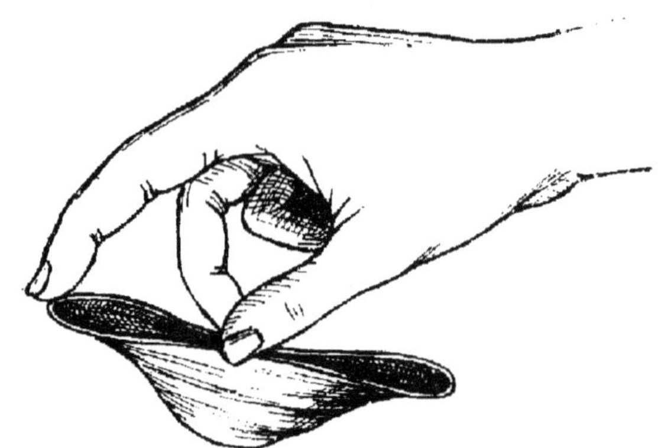

Fig. 23. — Placement du pessaire Mensinga.

Ceci fait, serrer l'anneau entre le pouce et le médius (doigt du milieu), de façon à lui donner la forme d'un 8 (*Fig. 23*), l'index appuyé sur l'anneau du 8. Introduire l'appareil, membrane en bas, de façon que la partie du ressort opposée à l'index, qui pénètre la première, vienne se placer dans le cul de sac postérieur, vers le rectum ; pousser ensuite avec l'index la partie du ressort qui entre la dernière, vers le haut, en avant, du côté de la vessie, de façon qu'elle vienne s'arcbouter en face de l'os du pubis, os qu'on sent parfaitement en avant du vagin bien qu'il en paraisse éloigné sur les figures schématiques. (*Fig.* 24).

Ainsi calé, en avant et en arrière, et tendu sur les parois vaginales, le pessaire obture obliquement le

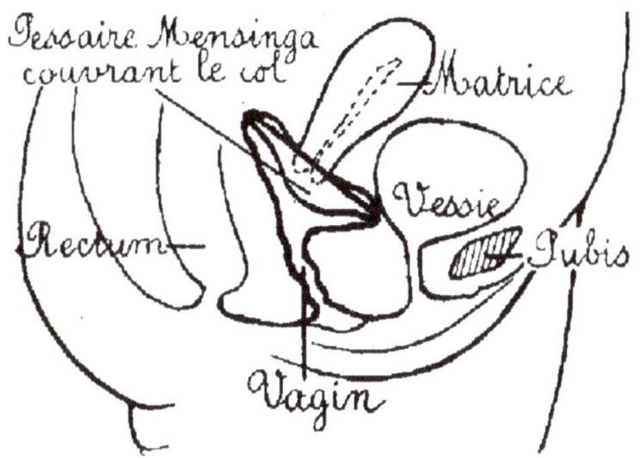


FIG. 24. — Pessaire Mensinga placé.

vagin. On doit sentir, avec le doigt, à travers la membrane de caoutchouc, le col de la matrice.

Vérifier que l'appareil reste en place après quelques mouvements de marche ou un massage du ventre.

Le pessaire Mensinga peut être gardé quelque temps après le coït sans inconvénient. On peut, si l'on veut, pour plus de sécurité, prendre immédiatement après le coït une petite injection (voir page 60) qui permette, si les rapports ont eu lieu la nuit, d'attendre au lendemain.

Avant de retirer l'appareil, prendre une injection. L'enlever ensuite en accrochant le ressort avec l'index. Prendre à nouveau une injection spermaticide.

Le pessaire Mensinga, comme tous les autres, doit

être minutieusement nettoyé chaque jour. Le nettoyage s'effectue à l'eau tiède et au savon. Rincez dans un liquide spermaticide (voir page 60). Faire sécher dans un linge propre. Conserver à l'abri de la poussière et, si possible, dans un endroit frais.

Changer l'appareil dès que le caoutchouc présente des traces d'éraillure ou que la membrane manque de souplesse. Un pessaire bien entretenu peut durer des années.

*Ce pessaire, suivant le docteur Rutgers, a l'avantage de pouvoir être employé par les vierges.* On peut l'introduire sans déchirer la membrane *hymen.*

***Pessaire à fond dit français.*** — Il se compose d'un anneau plein ou creux, et d'une membrane en forme de calotte. (*Fig.* 25). La grosseur de l'anneau est variable. Il est quelquefois muni d'un ruban qui facilite son enlèvement.

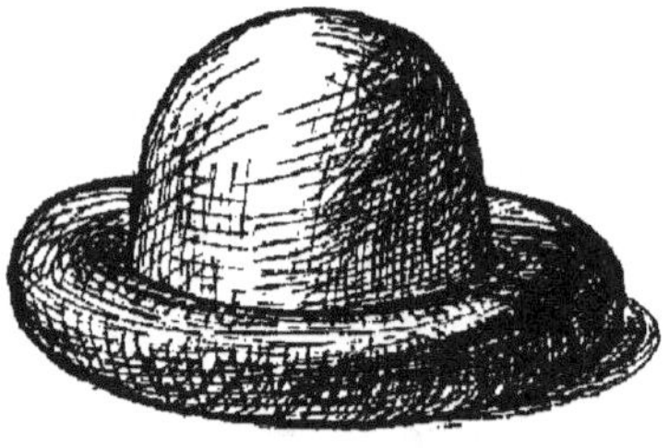

Fig. 25. — Pessaire à fond (français, à chapeau, à bourrelet).

Le pessaire à fond doit coiffer bien exactement le col de la matrice en s'appuyant sur les parois des culs de sac du vagin. Il faut donc le choisir à la mesure de l'organe.

Chez les femmes qui ont eu plusieurs enfants (*multipares*), le col ayant été dilaté par les accouchements (*Fig.* 5), le pessaire sera plus grand que chez celles qui n'ont pas eu d'enfants (*nullipares*).

On fabrique quatre grandeurs courantes de pessaires à fond : n° 1, pour femmes nullipares, environ

27 millimètres de diamètre intérieur de l'anneau; n° 2, pour femmes ayant eu un enfant, 32 millimètres de diamètre intérieur; n° 3, pour femmes ayant eu plusieurs enfants, environ 35 millimètres de diamètre intérieur; le n° 4, rarement employé, pour les femmes dont le col est très grossi, environ 38 millimètres de diamètre intérieur.

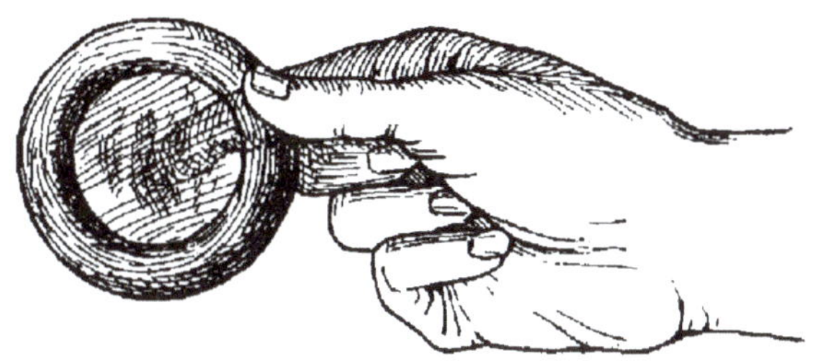

FIG. 26. — Placement du pessaire à fond.

Le placement du pessaire est très simple dès qu'on connaît la position du museau de tanche. Il importe, la première fois qu'on essaie de le placer tout au moins, d'être à son aise, sans corset, ni ceinture serrant la taille ou le ventre.

Après avoir mouillé l'appareil dans de l'eau savonneuse épaisse, le tenir de telle façon que l'index (ou le médius) soit posé sur le sommet de la calotte, l'anneau serré entre la seconde phalange de l'index et le pouce. Appuyer sur la calotte, en retourner le fond. Le doigt est en quelque sorte coiffé de la calotte retournée. (*Fig.* 26).

S'accroupir. Introduire l'index ou le médius (doigt du milieu) ainsi coiffé dans le canal vaginal jusqu'à ce qu'il vienne toucher le museau de tanche, qu'on doit sentir à travers la membrane de caoutchouc. Pousser ensuite l'anneau du pessaire dans les culs de sac, pour que le col de la matrice soit emboîté dans la membrane qui a, ainsi repris sa position ordinaire. (*Fig. 27*).

Bien placé, le pessaire à fond ne doit ni gêner, ni se déplacer. Pour être sûr qu'il va bien la première fois, faire quelques pas, quelques mouvements, un peu de massage du bas-ventre. Toucher de nouveau

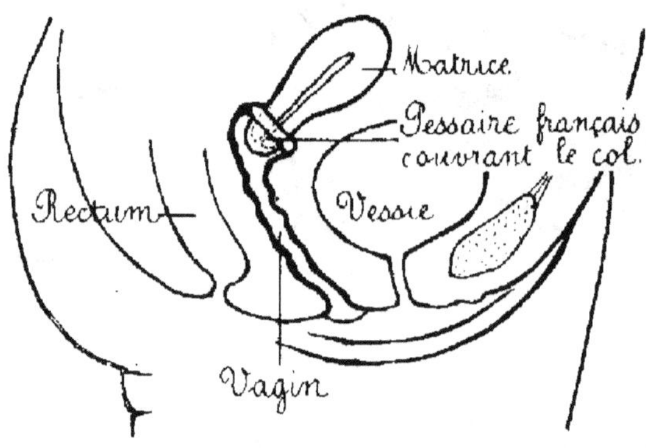


Fig. 27. — Pessaire à fond placé.

avec l'index ou le médius pour s'assurer qu'il n'y a pas eu déplacement de l'appareil.

Le pessaire peut se porter constamment à condition d'un lavage minutieux chaque jour.

Après le coït prendre une petite injection spermaticide qui permet de remettre au lendemain matin — si l'acte a eu lieu la nuit — la grande injection.

Retirer l'appareil soit à l'aide du ruban, s'il en est muni, soit en insérant le doigt entre l'anneau et la paroi du vagin s'il n'en porte pas.

Prendre à nouveau une injection spermaticide.

Le nettoyage se fait exactement comme celui du pessaire Mensinga (voir plus haut, page 72). Mêmes recommandations quant à son entretien et à son changement. Il peut, bien entretenu, durer des années.

Le commerce fournit aussi une espèce de pessaire à fond en deux pièces : 1° un bourrelet en caoutchouc assez rigide ; 2° une membrane en caoutchouc fin qui s'applique sur le bourrelet circulaire et tient lieu de chapeau. Le placement et le nettoyage sont identiques à ceux du pessaire à fond ordinaire.

***Pessaire tubulaire.*** — Cet appareil est constitué, comme son nom l'indique, par un tube de caoutchouc assez rigide, dont une extrémité est garnie d'une membrane plane, tendue, en caoutchouc mince ou en peau parcheminée, et dont l'autre extrémité, qui doit épouser les culs de sac, forme une section oblique. (*Fig. 28*).

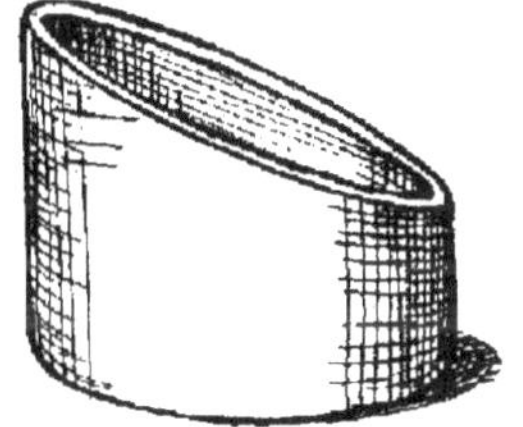

Fig. 28. — Pessaire tubulaire.

Au lieu de s'appuyer sur les parois du vagin ou dans les culs de sac, comme les pessaires précédents, le pessaire tubulaire prend ses points d'application exclusivement sur le museau de tanche, qu'il embrasse étroitement, sur lequel il doit adhérer, fortement, à la manière d'une ventouse sur la peau, ou d'un dé sur un doigt (1).

Son placement, étant donné la rigidité du tube et celle de la membrane est assez difficile. La femme

(1) A vrai dire, M. Gottschalk, l'inventeur du pessaire tubulaire à section oblique, donnait la paroi vaginale des culs de sac comme point d'appui à son pessaire dont la forme était légèrement oblongue. Les pessaires imités du sien s'adaptent au museau de tanche.

doit d'abord chercher le col de la matrice, puis faire glisser dans le vagin l'appareil préalablement enduit d'eau savonneuse épaisse, jusqu'à ce qu'il coiffe le col, la partie la plus haute du tube dans le grand cul de sac, la partie la plus basse dans le petit.

Le pessaire tubulaire — pessaire de Gottschalk — a été modifié de différentes manières. Pour obvier aux difficultés du placement, M. Barian a proposé de fabriquer un pessaire dont la partie tubulaire, réduite au minimum de hauteur, 1 centimètre environ, serait munie d'une calotte souple, comme celle du pessaire à fond. (*Fig. 29*).

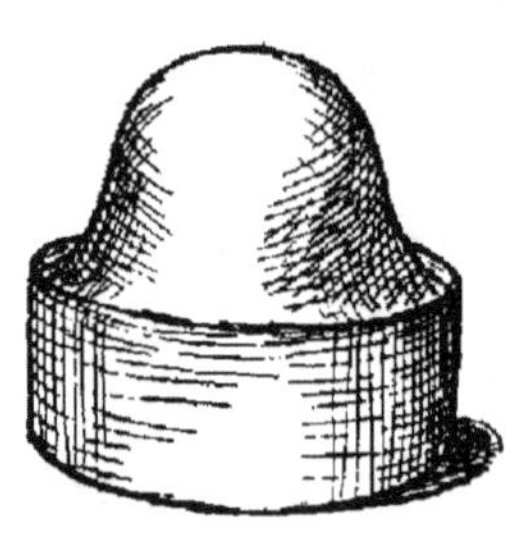

Fig. 29. — Pessaire tubulaire à calotte.

Le pessaire tubulaire est peu employé, mais il a des partisans actifs qui pensent réussir à le rendre populaire.

Après le coït, prendre une petite injection (voir page 58) et, aussitôt que possible, une grande. Pour retirer le pessaire tubulaire, insérer le doigt dans les culs de sac, pousser sur l'appareil qui se détachera.

Le nettoyer et l'entretenir exactement comme les pessaires précédents.

***Pessaires divers.*** — Je cite ici, comme simple indication, le *pessaire de Matrisalus* (*Fig.* 30), modification du pessaire Mensinga, à membrane tendue, formé de deux parties courbes dont la petite se place dans le cul de sac postérieur et la grande dans la partie antérieure du vagin : le placement est assez difficile ; le *pessaire cervical,* instrument de torture, sorte de clou à tête large, dont la tige doit pénétrer dans la matrice pour la clore comme un bouchon le le goulot d'une bouteille. Il y a encore le *pessaire de Potulsky*, l'*anneau de Caves* et bien d'autres tentatives honorables mais malheureuses de remplacer les pessaires précédemment décrits.

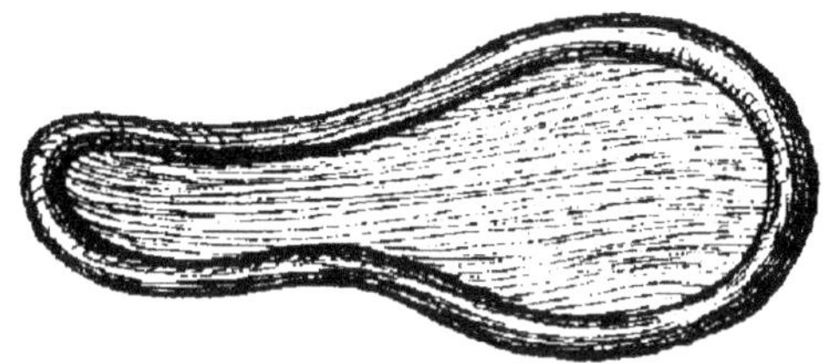

Fig. 30. — Pessaire Matrisalus.

### 3° MOYENS CHIMIQUES

Les moyens chimiques ont pour but de tuer les spermatozoïdes. Ils sont de deux sortes : 1° les *suppositoires vaginaux* ou *préservatifs fusibles* ; 2° les *poudres anticonceptionnelles*.

**Suppositoires vaginaux.** — On les appelle encore *pessaires solubles* ou *fusibles*, *préservatifs solubles* ou *fusibles*. Ils sont constitués par une matière fusible à la température du corps, à laquelle sont mélangés des produits spermaticides antiseptiques.

Introduit dans le vagin un peu avant le coït, le suppositoire fond, se répand sur la muqueuse vaginale, enduit le col de la matrice d'une matière épaisse et spermaticide que ne peuvent traverser les spermatozoïdes.

Les premiers pessaires fusibles employés ont été fabriqués avec le beurre de cacao comme véhicule du produit spermaticide. On l'emploie encore beaucoup en Angleterre. En Allemagne, on a remplacé le beurre de cacao par de la gélatine et de la glycérine. Sous cette dernière forme, de nombreuses imitations se sont répandues en France, en Belgique. Peut-être pourrait-on employer des graisses végétales : cocose, végétaline, etc.

Selon la forme qu'ils affectent, ces suppositoires sont appelés : olives, cônes, ovules, tablettes, pâte préservatrice, etc., noms auxquels on ajoute le nom du fabricant : olives de Kleinwachter, ovules ou cônes Werner, de Sutor, etc.

Voici une formule qui peut être utilisée pour leur fabrication : *gélatine* 1, *eau* 2, *glycérine* 5, *bichlorhydrate de quinine* 0,5.

Si l'on peut se procurer ce dernier produit, il est facile de faire soi-même de la pâte préservatrice ayant exactement la même efficacité que tous les autres suppositoires.

Pour 100 morceaux de pâte à découper, tremper quelques heures 20 grammes de gélatine fine et transparente dans 40 grammes d'eau froide ; y ajouter 100 grammes de glycérine, 10 grammes de bichlorhydrate de quinine. Fondre le tout au bain-marie. Bien mélanger à une douce température et couler dans une assiette, par exemple, très légèrement huilée. Après refroidissement, couper en morceaux d'environ deux grammes, comme de la pâte à réglisse. Préserver de l'air en les plaçant dans des boîtes bien closes, entre des papiers propres (1).

Pour employer le suppositoire vaginal, l'introduire quatre ou cinq minutes avant le coït en le poussant

(1) *Régénération*, n° 39, avril 1908. (Paul Robin.)

au fond du vagin; le promener dans les culs de sacs, sur le col et le maintenir un moment sur l'ouverture de la matrice.

L'inconvénient de ce procédé est que la fonte du suppositoire n'est pas toujours terminée au bon moment. On conçoit, en outre, que si, comme le prétendent des gynécologistes éminents, la matrice est animée, au moment de l'orgasme vénérien, de mouvements amenant une sorte d'aspiration directe du sperme, l'efficacité de ce procédé ne soit que très relative, et varie avec la position de la matrice et du museau de tanche (1).

Son emploi, en tous cas, ne dispense en aucune façon de l'injection abondante immédiatement après le coït.

**Poudres anticonceptionnelles.**— Ce sont des poudres qui, lorsqu'elles sont mouillées par les sécrétions de la muqueuse vaginale forment un enduit gluant, agglutinant, contenant un spermaticide qui se mélange au sperme dont il tue les spermatozoïdes.

On projette ces poudres à l'aide d'instruments

(1) Il est incontestable que des femmes se servent des suppositoires vaginaux et de la poudre anticonceptionnelle et en sont très satisfaites.

Je dois ajouter que les gynécologistes qui parlent du peu de sûreté de ces procédés ne sont pas très affirmatifs : le Dr Forel prévient que les poudres sont « *très peu sûres, incertaines* » ; d'après Sarwey « *une sécurité absolue ne peut être garantie que par les meilleurs condoms* » ; Fürbringer déclare les suppositoires « *incertains* » ; H. Kraft dit qu'insufflateurs et suppositoires sont également « *peu sûrs* » ; Hans Ferdy et le Dr Rutgers sont de cette opinion, etc., etc. Remarquez que ces savants ne sont pas catégoriques ; ils ne disent point : « *ce procédé est absolument inefficace* ». Paul Robin dit : « ce procédé devrait être répandu parmi les femmes russes, pour le plus grand bien de ce malheureux pays ». Je ne cite évidemment que les opinions désintéressées.

munis d'une poire en caoutchouc sur le col de la matrice. Le premier de ces appareils fut fabriqué en Hollande sous le nom d'*Atokos*; il a été imité dans tous les pays, de toutes les manières.

On fabrique des propulseurs de poudre assez pratiques sous le nom de *dilatateurs vaginaux*. Ces instruments affectant une forme légèrement courbe pour permettre de les diriger vers le museau de tanche, sont munis de bras placés autour d'un tube central

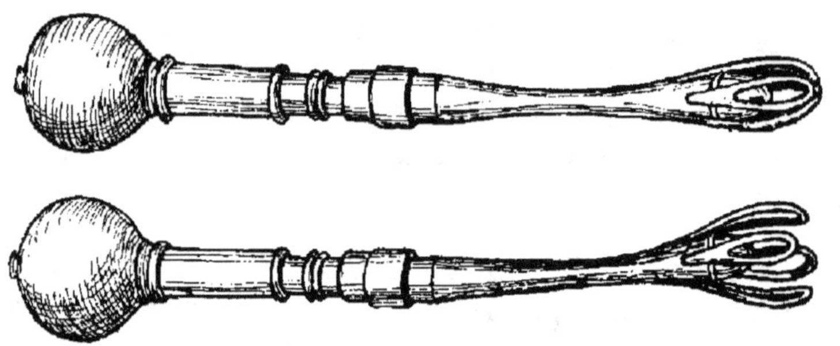

Fig. 31. — Dilatateur vaginal, lance-poudre, fermé et ouvert.

livrant passage à la poudre lorsqu'on appuie sur la poire de propulsion. On peut, à l'aide d'un écrou écarter les bras de l'appareil quand il a été introduit dans le vagin. Les bras distendent la paroi vaginale et permettent de diriger le jet de poudre sur le col. (*Fig. 31*).

Avant l'introduction dans le vagin, remplir le réservoir destiné à recevoir la poudre; pousser l'instrument aussi profondément que possible dans le vagin. Tourner l'écrou. Les bras s'écartent, dilatent le vagin. Il n'y a qu'à comprimer vivement la poire. La poudre est projetée sur le museau de tanche, les culs de sac et le fond du vagin.

Cet appareil coûte cher et ne peut, sous ce rapport,

être recommandé aux travailleurs pauvres. On peut se servir d'un insufflateur d'un prix moins élevé, mais qui a l'inconvénient de ne pas dilater le vagin et d'offrir, en conséquence, moins de certitude dans la direction du jet de poudre (1).

La poudre anticonceptionnelle à projeter est ainsi composée: acide borique, 5 grammes; acide tannique, 2 gr. 5; gomme arabique en poudre, 10 grammes; amidon de blé, 35 grammes. Tous ces produits sont faciles à obtenir à bon marché. Les quantités indiquées ci-dessus suffisent parfaitement pour 50 doses à raison de 2 grammes en moyenne par dose.

Il y a pour ce procédé les mêmes observations à faire que pour le procédé précédent (2).

Il est évident, qu'en tous cas, une injection abondante est indispensable immédiatement après le coït.

## CONCLUSION

J'ai donné dans cette brochure tous les moyens dont se servent aujourd'hui les classes aisées pour éviter la procréation.

Tous sont efficaces, sinon absolument, du moins d'une manière relative, en réduisant au minimum insignifiant les risques de la fécondation.

Mais les plus sûrs, sans contredit, dans l'état actuel de la science, sont, je le répète, ceux que l'homme peut employer.

Si tous les hommes, persuadés qu'ils commettent une mauvaise action en faisant à une femme un enfant qu'elle ne désire pas, les utilisaient, je me serais dispensé d'en indiquer d'autres. Il n'en va pas ainsi,

(1) Ces appareils peuvent servir de canule d'injection. On peut les adapter au tube du bock ou de l'énéma.

(2) Voir page 79, note concernant l'efficacité de ce procédé.

malheureusement, et les femmes doivent se prémunir elles-mêmes.

J'aime à croire qu'elles trouveront dans cet exposé des indications suffisantes. La pratique amènera d'ailleurs chacune d'elles à compléter, à modifier même, pour sa gouverne, à sa conformation, à son tempérament, ce que les conseils que nous donnons ont forcément de général.

On n'objectera pas, j'espère, le prix élevé des objets, ni la longueur de la toilette intime. Pour l'ouvrière la plus pauvre, la plus écrasée, la dépense est des plus minimes et de celles qu'elle peut faire ; les objets ne coûtent certainement pas annuellement le dixième du prix d'un accouchement. Qui empêche, d'ailleurs, la charité de s'exercer ? Ne soulagerait-on pas plus de détresses, n'éviterait-on pas plus de douleurs, en fournissant des objets de préservation et les indications pour leur usage, qu'en distribuant des layettes aux familles indigentes ? Quel utile cadeau à offrir à des amis ou à des amies au moment de leur union !...

Ce n'est pas davantage le temps qui peut faire défaut. La toilette sexuelle, les précautions préservatrices demandent moins de temps que la toilette ordinaire, beaucoup moins que des préparations de coquetterie auxquelles s'adonnent la plupart des femmes.

Ces objections, qui n'ont que peu de valeur quand il s'agit de ménages déjà chargés d'enfants, n'en ont aucune en ce qui concerne les jeunes couples. Ceux-ci n'ont qu'à être informés au moment de leur union. Un des principaux devoirs des parents est de les mettre au courant.

Pour l'un ou l'autre des conjoints la préservation de la grossesse offre, il faut l'avouer, l'inconvénient évident d'une préparation et le souci de l'entretien des objets. Entre deux maux : la maternité non désirée et l'atténuation d'un plaisir ou une gêne momentanée, il n'y a guère à hésiter et le choix des femmes est tôt fait.

Il ne me reste, pour terminer, qu'à indiquer un moyen d'accélérer la diffusion, parmi les classes pauvres, des moyens pratiques néo-malthusiens.

De plus en plus les herboristes et les pharmaciens tiennent les produits et les appareils de préservation à des prix abordables, que la concurrence fera baisser encore ; il est facile de se procurer celui qu'on a adopté, surtout lorsqu'on habite la ville.

Cependant, les prix sont encore élevés ; dans les campagnes il est difficile de se procurer les objets. Les organisations ouvrières, les groupements de lutte ou d'éducation sociale, bourses du travail, coopératives, *devraient s'installer fournisseurs au détail pour leur région des objets de préservation et d'hygiène sexuelle*, en ne prélevant que le bénéfice le plus minime, ou même sans bénéfice. Partout où cela est possible, une entente, une union devrait se réaliser entre les groupements pour l'achat en gros de ces objets, soit auprès des intermédiaires, soit, mieux encore, directement aux fabricants.

Certains produits pharmaceutiques, tels que les préservatifs fusibles ou la poudre anticonceptionnelle, peuvent être fabriqués selon les formules que je cite, ou selon d'autres que les pharmaciens, affiliés aux groupes, ou recommandés par eux, sont parfaitement capables d'inventer.

Les prix étant ainsi à la portée des plus pauvres, la diffusion des moyens d'éviter la conception pourrait avoir lieu très rapidement.

# OPINIONS SUR LA QUESTION SEXUELLE

*L'importance primordiale de la question de procréation consciente a été souvent reconnue par des économistes, des politiques, des littérateurs, des philosophes. On pourrait constituer des volumes avec les extraits de leurs œuvres favorables à la doctrine malthusienne. Les adversaires même de cette doctrine laissent, à leur insu, échapper des arguments qui lui sont propices...*

*J'emprunte aux uns et aux autres quelques opinions de tous points conformes aux idées que nous préconisons. On en trouverait d'analogues, pour ne citer que les écrivains français contemporains, dans les ouvrages d'Anatole France, Sully-Prud'homme, Octave Mirbeau, Paul Adam, Louis de Grammont, Jules Claretie, Daniel Riche, Michel Corday, Brieux, Léopold Lacour, Camille Pert, Fernand Kolney, Lucie-Delarue-Mardrus, Georges Maldague, etc., etc.*

Il vaudrait mieux ne compter qu'un million d'hommes heureux sur la terre entière que d'y voir cette multitude innombrable de misérables et d'esclaves qui ne vit qu'à moitié dans l'abrutissement et la misère... (MABLY. — *De la Législation ou principe des lois* 1751).

*
* *

Le point principal n'est pas d'avoir du superflu en hommes mais de rendre ce que nous en avons le moins malheureux possible. (*Dictionnaire philosophique.*)

Si nous n'avons pu encore procurer le bonheur aux hommes pourquoi tant souhaiter d'en voir augmenter le nombre ? Est-ce pour faire de nouveaux malheureux ? La plupart des pères de famille craignent d'avoir trop d'enfants, et les gouvernements désirent l'accroissement des peuples ! (VOLTAIRE. — *Gazette littéraire, 23e article*, 1764).

*
* *

A quoi sert dans un Etat ce nombre d'enfants qui languissent dans la misère ? Ils périssent presque tous à mesure qu'ils naissent ; ils ne prospèrent jamais : faibles ou débiles, ils meurent en détail de mille manières, tandis qu'ils sont emportés en gros par les fréquentes maladies populaires que la misère et la mauvaise nourriture produisent toujours ; ceux qui en échappent, atteignent l'âge viril sans en avoir la force et languissent tout le reste de leur vie. (MONTESQUIEU. — *Lettres persanes.*)

*
* *

Si les hommes ont des obligations à l'égard des êtres qui ne sont pas encore, elles ne consistent pas à leur donner l'existence mais le bonheur ; elles ont pour objet le bien-être général de l'espèce humaine ou de la société dans laquelle ils vivent, de la famille à laquelle ils sont attachés, et non la puérile idée de charger la terre d'êtres inutiles et malheureux. (CONDORCET. — *Progrès de l'Esprit humain.* 1793.)

*
* *

Un marché surchargé d'ouvriers et de forts salaires à chacun d'eux sont deux choses parfaitement incompatibles. (MALTHUS. — *Du principe de population.* 1798.)

* *
*

Tout homme a le droit de vivre : soit : mais personne n'a le droit de mettre au monde des êtres destinés à rester à la charge d'autrui. Quiconque prétend soutenir le premier de ces droits doit renoncer au second. Si un homme ne peut vivre que par le secours d'autrui, on a le droit de lui dire qu'on n'est pas tenu de nourrir tous ceux qu'il lui plaira d'appeler au monde. Cependant il existe un grand nombre d'écrivains et d'orateurs qui, avec des prétentions énormes aux sentiments élevés, considèrent la vie à un point de vue tellement brutal qu'ils trouvent dur d'empêcher les indigents d'engendrer des indigents, même dans la maison de travail et de refuge. La postérité se demandera quelque jour avec étonnement dans quel espèce de peuple de telles prédications pouvaient trouver des prosélytes...

La société peut nourrir les nécessiteux si elle est chargée de régler leur multiplication, ou, si elle est privée de tout sentiment pour les pauvres enfants, elle laissera la multiplication des pauvres à leur discrétion et abandonnera le soin de les faire vivre. *Mais elle ne peut impunément se charger de les faire vivre et cependant les laisser se multiplier librement...*

Il semble qu'il y ait convention tacite d'ignorer la loi qui régit les salaires ou d'en parler négligemment en disant par exemple « le malthusianisme au cœur sec », comme s'il n'y avait pas mille fois plus de cruauté à dire des êtres humains qu'ils peuvent donner la vie à des essaims de créatures destinées à la misère et probablement à la corruption...

On admet facilement qu'il est possible de retarder le mariage et de s'abstenir tant qu'on n'est pas marié ; mais une fois le mariage contracté, il semble n'entrer dans l'esprit de personne qu'il dépende de la volonté d'avoir ou de n'avoir pas une famille en tel ou tel nombre. *On semble imaginer que les enfants pleuvent du ciel sur les gens mariés, sans qu'ils aient part à la chose ; que c'est, comme on le dit souvent, la volonté de Dieu et non la leur, qui détermine le nombre de leurs enfants.* (John Stuart Mill. — *Principes d'économie politique.* 1851.)

*
* *

Qu'y a-t-il de plus immoral et de plus inhumain que de donner le jour à des enfants qu'on ne peut, ni nourrir, ni élever et qui sont après quelques années de pleurs et de souffrances frappés d'une mort douloureuse ? L'homme a-t-il le droit de s'entourer de victimes et de cadavres pour se procurer quelques plaisirs fugitifs...

Une population robuste et satisfaite donne à l'Etat plus de force et de sûreté qu'une population beaucoup plus nombreuse, mais pauvre, maladive et mécontente.

La force des Etats, en ce qui concerne la population, ne se mesure pas seulement au nombre des hommes; elle se mesure avant tout par le taux de la vie moyenne et de la vie probable. Les enfants ne sont pas une force, mais une charge pour la société. (Rossi. — Préface du *Principe de population,* de Malthus.)

*
* *

La non limitation préventive du nombre des enfants est contraire à l'intérêt des familles et des sociétés, conséquemment à la morale...

Tout encouragement à la population est absurde, dangereux, inhumain et contraire à l'intérêt de la société et des pauvres en particulier.

Il est niais de croire, il est dangereux d'enseigner que la naissance des enfants est indépendante de la volonté des parents. (Joseph Garnier, sénateur, membre de l'Institut. — *Du Principe de population.*)

*
* *

Il est incroyable que l'action d'appeler des hommes à la vie, celle sans contredit des actions qui tire le plus à conséquence, soit précisément celle qu'on a le moins senti le besoin de régler.

Est-ce accroître l'espèce que de procréer des myriades d'êtres destinés à une prochaine et inévitable destruction ? Des époux ne sont pas pardonnables qui, avant d'appeler un enfant dans la vie, ne prennent pas la peine d'examiner s'ils vont l'appeler à une vie heureuse ou misérable. (Ch. DUNOYER, membre de l'Institut. — *Mémoire à consulter sur quelques-unes des principales questions que la monarchie de juillet a fait naître.*)

*
* *

Une femme entra, jeune encore, visage émacié, cheveux d'un blond terni, œil bleu très doux, lèvres décolorées et flétries. Elle portait dans ses bras un pauvre être qui semblait n'avoir que le souffle; elle le regardait avec compassion et le montrait au médecin. J'interrogeai cette femme : « Quel âge avez-vous ? — Trente quatre ans. — Vous avez d'autres enfants ? — Monsieur, j'en ai dix. — Qu'est-ce que fait votre mari ? — Elle devint rouge, ses yeux se mouillèrent, et d'une voix à peine distincte, elle répondit : « Des enfants ! » Je ne puis rendre l'impression que je ressentis; ce mot cynique en lui-même était, dans sa brutalité naïve, l'explication de tant de misère, de tant de sacrifices, de tant de rêves déçus et d'une si profonde désespérance, que le médecin et moi nous nous regardâmes comme si nous venions d'entendre la révélation d'un forfait. Lorsqu'elle se leva pour partir, le docteur me fit un signe rapide, je la regardais marcher et je reconnus avec épouvante que ses dix enfants allaient bientôt avoir un frère. (Maxime DU CAMP. — *Paris, ses organes, ses fonctions.* 1884.)

*
* *

On ne peut s'attendre à aucune amélioration véritable des conditions économiques si le nombre des naissances ne diminue pas considérablement. (N. G. PIERSON, ministre des Pays-Bas. — *Traité d'économie politique.*)

*
* *

Le progrès implique d'une manière absolue que la population doit se limiter pour permettre à la production de prendre le pas sur elle. (*L'Humanité et la Patrie.*)

Je considère la forme d'abstention néo-malthusienne comme beaucoup plus morale que la chasteté chère à Proudhon et à ses imitateurs...

Entre les deux pratiques, je préfère celle des néo-malthusiens comme plus saine et plus morale, contraire à l'enseignement des économistes, nourris sans qu'ils s'en doutent, peut-être, de préceptes religieux. (A. NAQUET. — *L'Anarchie et le Collectivisme.*)

*
* *

La vraie puissance d'un peuple, ce n'est pas le nombre, c'est l'énergie morale et la force intellectuelle de ses citoyens. (A. BERTHELOT. — *Discours*, 29 nov. 1904.)

*
* *

Peut-on véritablement avoir une haute opinion de la moralité des parents qui font plus d'enfants qu'ils n'en peuvent nourrir et leur garder beaucoup de sympathie ? Je ne le crois pas. (Gustave LE BON. — *Psychologie du Socialisme.*)

*
* *

On comprend que les parents y regardent à deux fois, si j'ose dire, avant de donner un otage au malheur. (Edme PIOT, sénateur. — *La Question de dépopulation.*)

* *
*

Pour quoi faire des enfants ? Des résignés, des esclaves, des lâches qui s'avilissent en gémissant — ou des vaillants, des indomptés qui hurlent de rage et de douleur... et qui finissent au coin d'une borne. (*Le Ressort.* Acte III.)

Tous les maux que souffrent le peuple, toutes les misères, les tyrannies, les déchéances dont il se plaint viennent de sa stupide fécondité...

Les malheureux qui enfantent cruellement d'autres malheureux sont les ennemis de leur classe et les ennemis de l'humanité. C'est eux qui propagent et qui perpétuent la douleur sur terre. (*Lettre à M. Giroud. — Régénération*, août 1905.)

Si l'ouvrier considère qu'il est de son devoir de fournir beaucoup de bras à l'usine pour avilir les salaires, et beaucoup de chair à canon au régiment pour défendre le capital, son incontinence paternelle est motivée.

Sinon, elle est absurde, cruelle, criminelle. (Urbain GOHIER. — *Aurore,* 4 janvier 1902.)

*
* *

... Jusqu'à présent l'acte procréateur n'a été qu'un acte instinctif, tel qu'il existait à l'âge des cavernes. C'est le seul de nos instincts n'ayant pas été civilisé.

L'acte le plus grand, le plus élevé que puisse commettre l'homme pendant son existence, celui dont dépend la conservation et l'amélioration de l'espèce, est accompli à l'aurore du vingtième siècle, comme il l'était à l'âge de pierre ! (Professeur PINARD. — *La Chronique médicale*, 15 juillet 1903.)

*
* *

Je crois qu'il ne faut pas abandonner au hasard et à l'imprévoyance la question si importante de la reproduction. En principe, tout homme marié ne doit avoir que le nombre d'enfants qu'il peut raisonnablement nourrir et élever. (Dr A. LUTAUD. — *Lettre au Dr Albutt.* 1890.)

*
* *

Les familles nombreuses sont la cause première des maux sexuels aussi bien que de la pauvreté. La procréation de nombreux enfants est, en réalité, chose bien plus coupable, moralement, que la prostitution ou d'autres fautes sexuelles...

Les familles nombreuses nous ruinent tous, elles sont la cause du travail excessif, des petits salaires, de la faim et de la prostitution qui désolent les classes pauvres. Elles sont la cause de l'amour vénal, de la continence, de tout le cortège lugubre d'horreurs sexuelles aussi bien que des labeurs, des anxiétés, des peines qui entraînent les professions libérales, dans les classes riches. Ce sont elles qui produisent la plupart des misères que nous voyons autour de nous.

Ce n'est qu'en concentrant notre attention sur cette source de tant de maux, en la refoulant dès le début, qu'on peut concevoir la possibilité de remédier aux souffrances que produit le manque de pain, d'amour et de loisir. (Dr Georges DRYSDALE. — *Eléments de science sociale.* Pages 266-267.)

*
* *

Il est odieux de créer des êtres débiles, malingres, incomplets, idiots ou inférieurs, dystrophiques ou dégénérés, destinés à vivre misérablement, voués aux souffrances physiques et aux misères morales, faisant tellement pitié qu'il n'y a, dans leur intérêt bien compris, qu'à souhaiter leur mort rapide. (Dr BARTHÉLEMY, médecin de Saint-Lazare. — *La Chronique médicale,* 15 juillet 1903.)

* *
*

Il faut, comme je le fais chaque jour, assister à ce défilé navrant de mères à bout de forces, de veuves sans ressources, pour constater l'effroyable misère qui pèse sur les familles trop nombreuses; il faut pénétrer dans les quartiers pauvres, dans les cités empuanties pour voir le lamentable sort qui attend les ménages où quatre, cinq, six gosses se partagent l'insuffisante miche de pain. (Henri TUROT, conseiller municipal de Paris.— *Petite République,* 30 octobre 1903.)

*
* *

La limitation volontaire du nombre des naissances me paraît être chose raisonnable et juste. Ne mettre au monde que des êtres sains, intelligents et forts; n'en mettre au monde qu'autant que nous pourrons élever, instruire, rendre meilleurs et plus heureux que nous-mêmes, n'est-ce pas l'application logique et scientifique de la loi de la sélection naturelle qui régit l'évolution des sociétés. (R. HARRIS. — *Le Radical,* 21 janvier 1904.)

*
* *

Si le prolétariat est malheureux, c'est à peu près uniquement parce qu'il est prolétariat, c'est-à-dire la grande fabrique d'espèce humaine où les privilégiés s'approvisionnent de chair à travail et de chair à plaisir... (Laurent TAILHADE. — *Lettre à Paul Robin,* 17 août 1902.)

*
* *

Jamais on ne comprendra pourquoi les pauvres s'obstinent à faire des enfants. Qu'ils les laissent faire aux riches et aux gouvernants ! Eux seuls en profitent. (*Propos d'un Parisien,* 6 novembre 1906.)

Le jour où il y aura moins d'hommes se disputant le travail et le pain quotidien, la lutte sociale perdra beaucoup de son acharnement et les guerres deviendront plus improbables. (HARDUIN. — *Propos d'un Parisien. Le Matin,* 12 février 1908.)

*
* *

Je suis partisan résolu de la prophylaxie anticonceptionnelle. Je suis partisan de tout ce qui peut assurer contre des grossesses répétées et hasardeuses la légitime défense de la femme obéissant aux scrupules respectables de sa santé et de sa condition. (Lucien DESCAVES. — *Chronique médicale,* 15 février 1905.)

*
* *

Le choix de la maternité a une conséquence favorable immédiate pour la race. Du moment que la femme ne subit plus aveuglément l'instinct de la reproduction et qu'elle cherche le moment et les circonstances les plus opportunes pour elle, il est évident que les résultats obtenus doivent être supérieurs en qualité...

Il nous faut aider à dégager la beauté et la signification de ce rôle de mère éclairée et volontaire auquel la femme doit être préparée. (Dr TOULOUSE. — *Chronique médicale,* 15 février 1905.)

*
* *

Ce n'est pas une innombrable quantité qu'il faut à l'humanité ; non, c'est un noyau d'hommes et de femmes justes, bons et forts ; opposons à tous les prêcheurs de reproduction notre ferme volonté de régénérer le monde, qui en a besoin, par l'éclosion des seuls humains capables, plutôt que de continuer à perdre complètement les races par la procréation de nombreux dégénérés. (Dr Jean LÉPINE. — *Idée socialiste,* de Lyon, n° 149.)

* *
*

Il n'y a rien de moins « moral » que de féconder volontairement une femme sans son consentement formel. Il n'y a rien de moins moral que de jeter au hasard dans le monde une foule d'êtres qui n'étaient ni désirés, ni désirables, et qui ne réunissent point les conditions nécessaires pour vivre utiles et heureux. (Nelly ROUSSEL. — *Chronique médicale*, 15 février 1905.)

*
* *

Soyez moins nombreux et tout le monde aura du dessert. Je me demande si c'est avec préméditation que les misérables sont si prolifiques ? C'est plutôt par ignorance qu'ils pêchent ; dans ce cas, je placerais au-dessus de tout la haute moralité, la charité, de leur enseigner à ne pas procréer criminellement. (Léon FRAPIÉ. — *La Maternelle*.)

*
* *

Ainsi qu'à Rome, il fut (chez les Pingouins) procédé au cens tous les cinq ans ; et l'on s'aperçut par ce moyen que la population s'accroissait rapidement. Bien que les enfants y mourussent en merveilleuse abondance et que les famines et les pestes vinssent avec une parfaite régularité dépeupler des villages entiers, de nouveaux Pingouins, toujours plus nombreux, contribuaient par leur misère privée à la prospérité publique. (Anatole FRANCE. — *L'Ile des Pingouins*, page 68.)

# TABLE DES MATIÈRES

*L'Emancipatrice* (Imp. communiste), 3, rue de Pondichéry, Paris.

www.ingramcontent.com/pod-product-compliance
Lightning Source LLC
LaVergne TN
LVHW020033170826
845678LV00001B/224

* 9 7 8 2 3 2 9 7 3 2 2 0 6 *